Gewissen und Schuld

Wissenswertes und Praxiswerkzeuge für
psychologisch Beratende

„Worauf es ankommt, ist nicht die Masse von Erkenntnissen, sondern das innere Handeln des Menschen.“
(Søren Kierkegaard in Dietz, 1993, S. 5)

Sabine Wöger

Gewissen und Schuld

Wissenswertes und Praxiswerkzeuge für
psychologisch Beratende

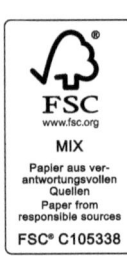

Bibliografische Information der Deutschen Nationalbibliothek:
Die Deutsche Nationalbibliothek verzeichnet diese Publikation in der
Deutschen Nationalbibliografie; detaillierte bibliografische Daten sind im
Internet über http://dnb.dnb.de abrufbar.

© 2021 Sabine Wöger
Illustration: Sabine Wöger
Veröffentlichung: Wolfgang Wöger
Herstellung und Verlag: BoD – Books on Demand, Norderstedt

ISBN: 978-3-7534-7343-7

Zum Geleit ...

Es war 1996, als ich in Viktor Emil Frankls Wohnzimmer saß. Elly Frankl gab uns einen Kaffee und seine Enkeltochter Katja saß neben uns. Wir diskutierten über den religiösen Glauben. Und natürlich auch über Gewissen, Schuld und Vergebung. Man kann ja schwer leugnen, dass diese Begriffe auch deutlich religiös gefärbt sind. Immerhin steht in der Bibel im Römerbrief *„Denn wenn Heiden, die das Gesetz nicht haben, doch von Natur tun, was das Gesetz fordert, das in ihr Herz geschrieben ist, so sind sie sich selbst Gesetz und beweisen damit, dass ihr Gewissen es ihnen bezeugt."* (Römerbrief, Kapitel 2, Vers 14,15) Genau dies hat auch Frankl in seiner Dissertation geschrieben, die später als Buch zu „Der unbewusste Gott" umbenannt wurde. Das heißt nichts anderes, als dass der Mensch ein Gewissen in sich trägt. Ob er will oder nicht. Allerdings haben wir die Freiheit, Gewissen-los, also los bzw. frei vom Gewissen, zu entscheiden, oder eben Gewissen-haft, will heißen, dass uns ein Gewissen anhaftet.

Als Frankl vom damaligen Bundespräsidenten Klestil anlässlich einer KZ-Gedenkfeier in die Wiener Hofburg eingeladen wurde, hatte ich die Ehre, auf seiner Gästeliste zu stehen. Bevor die Feier in der Hofburg begann, bemerkte Frankl anhand der Namenskarten, dass an seinem Tisch neben ihm ein Jude sitzen würde, der oft voller Hass in der Öffentlichkeit gegen den Nationalsozialismus auftrat. Er bat mich damals, heimlich die Namenskarten am Tisch auszutauschen. Gesagt, getan, ich tauschte die Namenskarten aus. Frankl lachte darüber und betonte mir gegenüber, dass er selbst-bewusst die Vergebung lebe, es keine Kollektivschuld gebe und er dieses Verhalten seines jüdischen Landsmannes nicht teilen könne. Schon eine sehr heroische Haltung, obwohl seine gesamte Familie im KZ ermordet wurde. Frankl lehrte nicht nur die Logotherapie, sondern er lebte sie auch. Er handelte seinem Gewissen gemäß und vergab seinen eigenen Peinigern die Schuld. So entstanden Freiheit und Frieden in ihm.

Sabine Wöger beschreibt in diesem hervorragenden Buch genau diese Thematik von Schuld und Gewissen. Aus meiner Sicht ein wichtiger Beitrag für unsere Gesellschaft, um ein besseres Leben führen zu können. Dieses Buch zeigt aber auch dem Einzelnen auf, wie man Gewissen-haft und in der Vergebung leben kann. Dadurch kommt es, wie Frankl mir damals erzählte, zum inneren Frieden.

Dr. Klaus Gstirner

Leiter der Europäischen Akademie für Logotherapie und Psychologie in Graz.

Vorausgehende Gedanken

Wer wegen gesinnungslosen Handelns an Schuld oder an Schuldgefühlen leidet, braucht wenigstens *einen* Menschen, der einem vorbehaltlos begegnet und sich auf die individuellen Nöte einlässt, darauf vertrauend, dass sich durch die authentische und kompetente Interaktion ein Weg aus der Gewissensnot erschließen wird. Wer die Möglichkeit, sich zu entschuldigen, ungenutzt ließ, und wenn die Person, die man rückblickend um Vergebung hätte bitten sollen, zwischenzeitlich verstorben ist, braucht es eine Person, die der empathischen Begleitung beim Betreten des transzendenten Raums fähig ist, um mit dem Gewissen in Kontakt zu kommen. Sinnverwirklichungsmöglichkeiten jenseits von Schuld und Versäumnis und fern des Begreif- und Verstehbaren können dann erschlossen werden.

In der Logotherapie ist das „Ja" zur Person, die immer mehr als ihre Tat ist, tief verwurzelt. Die Würde wird einem Menschen immer zuteil, auch dann, wenn er unehrenhaft handelt, seine Entscheidungen nicht nachvollziehbar sind oder seine Einstellungen den eigenen Werthaltungen widersprechen. Dass Menschen einander Unrecht tun, ist gewiss. Jedoch sind im Gegenzug menschliche Individuen zweifelsohne dazu fähig, zu sich selbst eine reflexive Distanz einzunehmen, um sich mit dem Unrecht, das sie anderen zugefügt oder an sich selbst erfahren haben, auseinanderzusetzen, um einer zuvor problematischen Gesinnung eine neue Orientierung zu geben. Jenseits aller Fachlichkeit können psychologisch Beratende, die gemäß den Standes- und Ausübungsregeln dazu verpflichtet sind, *„ihren Beruf nach bestem Wissen und Gewissen auszuüben"* (BMI Bundesministerium für Digitalisierung und Wirtschaftsstandort, 1998, § 1, Abs. 1), stets noch eines anbieten: die logotherapeutische Haltung, die voraussetzungslos die Würde jeder Person wahrt, unabhängig davon, was das Gewissen belastet und die Seele beschwert; und das ist viel. Ratsuchende dürfen sich dessen gewiss sein, dass es in logotherapeutischen Praxen ein ehrliches „Willkommen" gibt. Hilfesuchende bekommen die Möglichkeit, sich zu entschleunigen, sich zu beruhigen und sich im Lichte einer respektvollen und achtsamen Beziehung ihrem Inneren zuwenden zu können.

Logotherapeutisch Beratende sind sich dessen bewusst, dass dem Gewissen in der Bewältigung von existenziellen Fragen eine richtungsweisende Funktion zukommt. Sie helfen beim Öffnen von Türen zu neuen Sichtweisen, beim Entwickeln hilfreicher, lebensbejahender Einstellungen durch den Gebrauch der geistigen Trotzmacht und bei der Erhellung des individuellen Sinnanrufs, den das Leben an jede Person richtet. Lebens- und Sozialberatende begegnen ihren Klient*innen frei von

Veränderungs-, Zeit- oder Lösungsdruck. Unethisches Verhalten muss zur Wahrung der Würde von Menschen, Tieren und zugunsten des Naturschutzes entschieden abgelehnt werden, weshalb Beratung niemals wertneutral oder gar wertlos sein darf. Wenn Beratende zu Verhaltensweisen, die mit Unwerten liebäugeln, entschieden „Nein" sagen, bejahen sie dennoch fortwährend den z. B. schuldbeladenen Menschen. Es liegt nicht in der Intention der Helfenden, darüber zu urteilen, ob ein Mensch gut oder böse ist, weil das menschliche Vermögen niemals nur nach einer Tat bemessen werden kann. Auch liegt es nicht im Ermessen der Beratenden, ob und wie jemand mit Schuld oder erfahrenem Unrecht umgehen soll, denn dies herauszufinden, liegt in der Verantwortung jeder und jedes Einzelnen selbst. Bei der Bewältigung von Gewissenslast ist die aktive eigenverantwortliche Gestaltung der jeweiligen Herausforderung bedeutsam, anstatt sich dem passiven Opferdasein hinzugeben und einer gewissenstreuen Lebensweise den Rücken zuzukehren. Wer sich an den Quellengaben des Gewissens nährt, kann wählen, ob man tatsächlich alle Gefühle im Moment loswerden muss oder ob es besser ist, sich von ihnen zu distanzieren. Es ist also eine Frage der persönlichen Verantwortung, wie wir mit unseren Emotionen umgehen. Wer verzichtet, bereut, vergibt oder um Verzeihung bittet, erlebt sich selbst als jemanden, der sich für oder gegen etwas entscheidet und somit einen Unterschied machen kann.

Das erste Kapitel handelt von Viktor Frankl und seine Logotherapie. Zentrale Wissensaspekte zu den Themen „Gewissen" und „Schuld und Schuldgefühl" werden im zweiten und dritten Kapitel dargelegt. Die Schrift soll auch zum Nachdenken, zur Selbsterfahrung und -reflexion einladen, etwa im Hinblick auf Situationen, in denen man sich selbst nicht wiederzuerkennen glaubte und beispielsweise nahe daran war, unmoralisch und rechtswidrig zu handeln. Vielleicht quält aber auch ein Schuldgefühl, eine Schuldscham oder eine Gewissensangst, und Sie spüren, dass es an der Zeit ist, sich davon zu befreien. Das vierte Kapitel beinhaltet Praxiswerkzeuge, die ich in den Jahren meiner psychotherapeutischen Tätigkeit entwickelt habe und die sich in der Beratung und Therapie meiner Klient*innen besonders bewährt haben. Hoffend, dass Sie, geschätzte Lesende dieses Buches, eine auf (logotherapeutischem) Wissen und auf Praxiserfahrung basierende Hilfestellung für sich selbst bzw. für die psychologische Beratung in den Händen halten, danke ich für Ihr Interesse.

Pucking, im Mai 2021   Sabine Rögl

Inhalt

I Über Viktor Frankl und seine Logotherapie

Leidgeprüft durch den Holocaust

„Existenzanalyse und Logotherapie" – die „Dritte Wiener Richtung der Psychotherapie"

Es gibt wohl keine andere psychotherapeutische Schule, deren Begründer derart radikal und tief greifend mit Gewissensfragen konfrontiert wurde, wie die von Viktor Frankl, 1905–1997. Er ist der Begründer der „Dritten Wiener Richtung der Psychotherapie", die er nach Freuds Psychoanalyse und Adlers Individualpsychologie „Logotherapie und Existenzanalyse" nannte (Frankl, 2002b, S. 315). Diese therapeutische Schule ist stark von den einschneidenden und todbringenden Erfahrungen rund um den Holocaust geprägt, die er und seine Angehörigen in den Jahren zwischen 1940 und 1945 erfahren mussten. Im Zusammenhang mit der lebensbegleitenden Auseinandersetzung mit Sinnfragen rund um Leid, Schuld und Tod, diese hatte bereits vor Ausbruch des Zweiten Weltkrieges begonnen, sprach Frankl von der „tragischen Trias" (2009, S. 32) eines Menschenlebens. Die fortwährende Sinnsuche verwirklichte er gemäß seinem Theorem und vor allem in realen existenziell bedrohlichen Lebenssituationen, die von Zynismus, Verachtung und Gewalt geprägt waren. Insbesondere durch die konstruktive und mit einer intensiven Sinnsuche einhergehenden Bewältigung von Unrecht, das er und seine Familie durch den Holocaust erdulden mussten, gab Frankl ein eindrückliches personales Zeugnis, das hoffentlich noch vielen Generationen zugänglich sein wird.

Ein Wink des Himmels erweist sich als unüberhörbarer Sinnanruf

Der in Wien geborene Jude und Arzt Frankl erhielt 1940 die Möglichkeit, das ersehnte US-amerikanische Ausreisevisum für sein Überleben zu nutzen. Zunächst haderte er damit, ob er aus Österreich ausreisen sollte, wissend, dass er als Jude den Rassenwahn der Hitlerfaschisten wahrscheinlich nicht überleben würde. So sehr er sich im ersten Moment über das ersehnte Ausreisevisum freute, so sehr quälte ihn die Frage, welche Folgen seine Emigration für seine Eltern haben würden, denn sie standen mit ihm unter Deportationsschutz. Er überlegte: *„Wo liegt meine Verantwortung?"* (BR alpha, 2017, Minute 11:47), bei seinem *„geistigen Kind"* (ebd., Minute 11:59), der Logotherapie, oder lag sie darin, in Österreich zu bleiben, um die Eltern vor der Deportation zu schützen? An diesem Tag ging Frankl in den Wiener Stephansdom, um dort das tägliche Orgelkonzert anzuhören und um zu meditieren. Ohne eine Antwort auf seine Frage gefunden zu haben, machte er sich auf den Weg nach Hause, dabei immer noch auf einen *„Wink des Himmels"* (ebd., Minute 12:46) hoffend. Zu Hause angekommen sah er auf dem Tisch einen Stein liegen. Frankl schildert in der berührenden Dokumentation von BR alpha (2017, Minute 12:47–14:05), was sein Vater zu ihm sagte:

Ach, Viktor, das habe ich vergessen, dir zu erzählen: Heute Vormittag bin ich um unseren Häuserblock herumgegangen und dort auf dem Terrain, wo die größte Wiener Synagoge von den Nazis niedergebrannt worden war, [...] dort finde ich diesen Stein und bemerke, das ist etwas Heiliges, das darf ich nicht liegen lassen. Schau mal her, das ist ein Marmor. Darauf ist eingraviert, ganz groß und vergoldet, ein hebräischer Buchstabe. Und ich wusste sofort, das ist ein Stück von den Zehn-Gebote-Tafeln über dem Altar in der Synagoge. Und ich kann dir sogar verraten, zu welchem der zehn Gebote dieses Stück gehört, denn dieser hebräische Buchstabe dient als Abkürzung nur in einem einzigen dieser Zehn Gebote.

„Und das wäre?", fragte ihn sein Sohn Viktor. Der Vater antwortete: *„Ehre Vater und Mutter, auf dass du bleibest im Lande"* (ebd.). In diesem Augenblick beschloss Viktor Frankl, in Wien zu bleiben.

Schon der Entschluss, sich 1941 für den Verbleib in Wien zu entscheiden, und vom Ausreisevisum nach Nordamerika keinen Gebrauch zu machen, stattdessen das Deportationsrisiko und den eigenen Tod in Kauf zu nehmen, basierte auf einem starken Gewissensappell, dem Frankl letztlich folgte. Er nahm den Hinweischarakter einer „zufälligen" Begebenheit wahr und ernst, und nicht nur das, er entschied sich in diesem Moment auch dazu, die zu diesem Zeitpunkt nicht absehbaren Folgen seiner Entscheidung mit in Kauf zu nehmen.

Das schwere Schicksal der Familie Frankl

Nachdem er 1941 die Krankenschwester Tilly Grosser geheiratet hatte, zwangen 1942 die Nationalsozialisten das Ehepaar zur Kindesabtreibung, eine der unzähligen menschenverachtenden Taten an jüdischen Frauen zur Zeit des Nationalsozialismus. Im selben Jahr wurden er, seine Ehefrau und seine Eltern in das Konzentrationslager Theresienstadt deportiert, danach in die Lager Auschwitz, Dachau und Kaufering II. Der Alltag in den Lagern war von der Ausbeutung der Arbeitskraft, von Hunger, von Krankheiten, von desolaten hygienischen Bedingungen und von

11

der ständigen Todesbedrohung geprägt. Vater Gabriel starb 81-jährig, sechs Monate nach der Zwangsverschickung nach Auschwitz infolge einer Lungenentzündung (Frankl, 2002a, S. 6). Mutter Elsa verlor 65-jährig unmittelbar nach Ankunft in Auschwitz ihr Leben im Gas. Auch Schwester Stella und Bruder Walter wurden ermordet. Im letzten KZ erlitt Frankl selbst eine Fleckfiebererkrankung. Dem Schicksal von Tilly Grosser haftet eine besondere Tragik an. Sie kam am Tag der Befreiung aus dem KZ Bergen-Belsen durch die Engländer zu einem Zeitpunkt ums Leben, zu dem ein Überleben bereits möglich gewesen wäre. Sie war extrem geschwächt, kam deswegen zu Fall und wurde von den in die Freiheit drängenden Häftlingen zu Tode getrampelt. Am 27. April 1945 wurde Frankl von US-Truppen befreit und kehrte im August 1945 nach Wien zurück, wo er vom Ableben seiner Angehörigen erfuhr.

Ich an seiner Stelle? Frankl hat tröstende Worte ...

Oft denke ich darüber nach, wie *ich* anstelle von Viktor Frankl wohl reagiert hätte. Angenommen, *ich* wäre mit der grausamen Realität konfrontiert worden, dass alle meine Liebsten ermordet worden waren. Welche Antwort hätte ich auf diese Zumutung gegeben? Ich bezweifle, dass ich die menschliche Größe aufbringen könnte, mich von Hass und Rachegefühlen auf die Nazis zu distanzieren. Im Kleinen ist mir dies möglich, im Großen würde ich wahrscheinlich kläglich scheitern. Die Psychotherapeutin und Psychologin Elisabeth Lukas, geboren 1942, eine Schülerin von Frankl, fragte ihn: *„Sie sind so glaubwürdig, durch das, was sie selbst gelebt haben […]. Ihnen nimmt man ab, dass man […] unter den schwierigsten Bedingungen seelisch heil bleiben kann. Aber wie sollen Ihre Schüler nun das glaubhaft machen, die ja nicht alle durch ein Konzentrationslager gehen können?"* Er antwortete: *„Ach, […], jeder hat sein Ausschwitz"* (BR alpha, 2017, Minute 09:40–10:25).

Sollte ich jemals in eine ähnliche Lage wie Frankl geraten, kann ich nur hoffen, dass sein Geist mich in den Talgängen des Schicksals begleitet. Wenn ich mich mit ihm auch geistig verbunden fühle, so bedauere ich es, ihn nicht persönlich gekannt zu haben.

Frankl: *„Es gibt keine Kollektivschuld!"* (Frankl, 2002b, S. 300)

Frankl setzte sich mit den Schuldbeladenen intensiv auseinander und sprach sich gegen die Kollektivschuld aus. Ausdrücklich distanzierte er sich von jeglicher kollektiven pauschalen Abwertung und Beschuldigung von Menschen. Hingegen lag ihm daran, in einem jeden Menschen Gutes wie Böses differenziert zu erkunden: *Schuld kann jedenfalls nur persönliche Schuld sein […]. Aber ich kann nicht schuld sein an etwas, das andere Leute getan haben, und seien es auch die Eltern oder die Großeltern"* (Frankl, 2002b, S. 297), und weiter: *„Wen sollte ich auch hassen? Ich kannte ja nur die Opfer, aber ich kenne nicht die Täter* [...]. *Es gibt keine Kollektivschuld"* (aus der Rede[1] von Viktor Frankl am 11. März 1988; in Frankl, 2002b, S. 300). *„Experimentum crucis"* (Frankl, 2002a, S. 75) bezeichnete Frankl unpathetisch die Erfahrungen in den Lagern der Nationalsozialisten, die sein weiteres Leben entscheidend prägen sollten und Anlass für die Entwicklung einer psychotherapeutischen Richtung gaben, die insbesondere den leidenden, vom Schicksal hart getroffenen und/oder schuldig gewordenen Menschen in den Fokus der Aufmerksamkeit stellte. Weil Schuld wie auch Leid und Tod zur *„tragischen Trias"* (Frankl, 2009, S. 32) eines jeden Menschen gehören, keine Person dem Schuldig-Werden entrinnen kann, liegt eine zentrale Aufgabe des Lebens darin, den Auftragscharakter von Schuld zu erkennen und diesem bestmöglich gerecht zu werden.

Für das Leben, das ihm nach dem Überleben des Holocaust geschenkt war, wollte sich Frankl würdig und dankbar erweisen. Er entsagte sich jeglichem anti-deutschen Völkerhass und begegnete gar jenen Täter*innen, die sich aus der Verantwortung entzogen und/oder sich zu zweifelhaften Kompromissen bereit erklärten, verständnisvoll.

---

[1] Hinweis: Die Rede von Viktor Frankl anlässlich einer Gedenkkundgebung des Hitlereinmarsches 1938 in Österreich ist unter https://www.youtube.com/watch?v=IeGKtWlwHt4, „collective guilt does not exist", abrufbar.

Bereits als Gymnasiast erfolgte eine kritische Auseinandersetzung mit den Menschenbildern der damals vorherrschenden Therapieschulen, insbesondere der Psychoanalyse von Sigmund Freud, 1856–1939, und der Individualpsychologie von Alfred Adler, 1870–1937. 1924 publizierte der Medizinstudent Frankl in der „Internationalen Zeitschrift für Individualpsychologie" einen Aufsatz mit dem Titel „Psychotherapie und Weltanschauung", in dem er die Verschränkung von Psychotherapie und Philosophie thematisierte und zentrale Charakteristika seiner späteren Logotherapie beschrieb. Im Unterschied zu Adler waren aus Sicht von Frankl beispielsweise Neurosen nicht nur auf organische Minderwertigkeiten und dem Streben nach Überwindung derselben zurückzuführen, sondern Ausdruck des Personalen (Frankl, 2002a, S. 40). Anders als beispielsweise Freud war Frankl ein gläubiger Mensch und schon als Gymnasiast davon überzeugt, dass das Leben viel mehr ist als ein bloßer „Verbrennungsprozess und Oxidationsvorgang" (Frankl, 2005, S. 13), wie ein Professor von Frankl in der Mittelschulzeit behauptet hatte. „Ja, was für einen Sinn hat denn dann das ganze Leben?" (ebd.), hinterfragte Frankl den Lehrenden kritisch. Freud hingegen, der die Befreiung des Menschen von seinen regressiven Tendenzen als den Kern der Psychoanalyse verstand, waren religiös Gläubige zwanghaft, illusionär und infantil. 1926 sprach Frankl auf einem Vortrag in Wien erstmals über die „Logotherapie", in der die Überwindung des Sinnlosigkeitsgefühls im Vordergrund stehen sollte. Aufgrund abweichender Anschauungen wurde er 1927 aus dem Verein für Individualpsychologie ausgeschlossen. Doch löste dieser Bruch keineswegs Resignation in ihm aus. Er blieb seiner Denkweise treu und gründete 1928 die ersten Jugendberatungsstellen in Wien mit dem Ergebnis des Rückganges von Schülersuiziden.

Die Anthropologie der Existenzanalyse wurzelt in der Existenzphilosophie, nach deren Anschauung das Wesen des Menschen in seiner Freiheit begründet ist. Diese beruht jedoch nicht auf Willkür, sondern basiert auf reflektierten personalen (ethischen) Entscheidungen. Existenz und Dasein werden in der Existenzphilosophie zur Beschreibung der Besonderheit allein des Menschen verwendet. „Dasein" steht zumeist für den Menschen allgemein, „Existenz" hingegen qualifiziert dieses Dasein näher. Existenz meint demnach „das Wesen des Daseins". Søren Kierkegaard, 1813–1855, verwendete den Begriff „Existenz" im Sinne von Aufgabe und Vollzug. Menschsein konstituiert sich nicht im Gegeben-Sein, sondern im Aufgegeben-Sein. Sie gelangt durch Überschreiten und Transzendieren des Erreichten und Bestehenden zum Sein und kann somit nur als einzelner Augenblick, als eine herausgehobene Situation im Leben erfahren werden. Der Mensch muss demnach etwas Sinnvolles tun, um zu seiner Existenz zu gelangen. Jede Person wird vom Leben herausgefordert, ihr eigenes Ethos zu entwickeln. Der Philosoph verwies auf die Verantwortung des Menschen gegenüber dem Anspruch Gottes. Aus Angst vor der Konfrontation mit der eigenen Gewissenslast darf nicht in die Sphäre der Konformität geflohen werden. Der Mensch ist also kein faktisches, sondern ein fakultatives Wesen, das nicht dem Gegeben-Sein ausgeliefert ist, sondern ein situatives Aufgegeben-Sein in sich trägt, so Frankl (2012, S. 93). Indem der Mensch Sinnvolles tut, überschreitet und transzendiert er das Gefühlte und Erlittene. Menschen sind fähig, sich durch geistige Leistung von der eigenen psychophysischen Faktizität zu distanzieren und dem eigenen physisch-psychischen Sein gegenüberzutreten. „Existieren" bedeutet laut Frankl, *„aus sich selbst heraus und sich selbst gegenüber[zu]treten"*, das bedeutet, die geistige Person kann über die körperliche und emotionale Dimension reflektieren und Stellung beziehen (ebd.). Entgegen dem Determinismus der Trieb- und Sexualtheorie von Sigmund Freud, die den Menschen mehr als Opfer und weniger als Gestalter seiner Lebensumstände versteht, ist im logotherapeutischen Menschenbild der Wille zum Sinn verankert, durch den es dem Menschen möglich ist, den körperlichen Voraussetzungen und psychischen Gestimmtheiten zu trotzen, um nicht etwa an einer Krankheit zu zerbrechen oder den Sinn einer Hochsensibilität zu verfehlen. Fern des Nihilismus, der den Menschen zu einem Homunkulus degradiert, ist der Mensch *„mehr als ein Spielball von Reaktionen und Instinkten"* (Frankl, 1946, S. 27) oder als *„ein Produkt von Trieben, Erbe und Umwelt"* (Frankl, 2002b, S. 60). Niemand ist sich selbst völlig überlassen und seinen Gefühlen ausgeliefert. Immanuel Kants „Kritik der reinen Vernunft" und Max Schelers „Formalismus in der Ethik" waren prägende und erste von Frankl gelesene Werke, ebenso Schriften von Karl Jaspers und anderen Denkern. Ebenso ist Frankls Auffassung von der menschlichen Existenz stark an die Existenzanalytik Martin Heideggers angelehnt, dessen Transzendenzbegriff wiederum demjenigen von Jaspers nahesteht. Frankl setzt in Anlehnung an Heidegger Existenz mit Sinn gleich. Existenz *hat* demnach keinen Sinn, weil sie bereits Sinn *ist* (Frankl, 1946, S. 21).

Die Verschränkung von Anthropologie, Medizin und Psychotherapie am Beispiel einer Gruppenpsychotherapie

Die Anthropologie der Logotherapie fokussiert vor allem auf den leidenden Menschen und seinen Willen zum Sinn. Als praktizierender Neurologe und Psychiater übertrug Frankl seine Erkenntnisse unmittelbar in die Behandlungspraxis, wo er sie stetig und im Dialog mit seinen Patient*innen weiterentwickeln und in Form zahlreicher Publikationen ausführlich darlegen konnte. Dankenswerterweise hinterlässt Frankl auch Fallsequenzen, die Einblick in sein unmittelbares psychotherapeutisches Wirken geben. Die Einsichten, die gewonnen werden, wenn das Leben aus der Perspektive der Endlichkeit bewertet wird, und welche Kraft eine sokratische Gesprächsführung hat, zeigt die folgende Begebenheit im Rahmen einer gruppentherapeutischen Sitzung. Eine Gruppe befasste sich mit der Situation einer Frau, deren 11-jähriger Junge an einem Blinddarmdurchbruch verstorben war. Weil die Frau einen Suizidversuch unternommen hatte, wurde sie in die psychiatrische Klinik, in der Frankl tätig war, eingewiesen. Der 20-jährige Sohn litt an einer infantilen Zerebralparese und war auf pflegerische Unterstützung angewiesen. Frankl holte eine andere Teilnehmerin aus der Gruppe zu sich und bat sie, sich vorzustellen, sie sei hoch betagt und halte Rückschau auf ihr Leben, in dem gesellschaftliches Prestige vordergründig war, ebenso das Streben nach erotischer Erfüllung. *„Was würde sie zu sich selbst sagen?"*, fragte Frankl diese Frau. Daraufhin antwortete sie:

Ich hatte ein gutes Leben, war reich, wurde verwöhnt, hielt die Männer zum Narren, indem ich mit ihnen flirtete, und ließ mir nichts abgehen. Nunmehr bin ich alt, ich lasse keine Kinder zurück und muss sagen, dass mein Leben streng genommen ein Fehlschlag war; denn ins Grab kann ich mir nichts mitnehmen. Wozu war ich auf der Welt?

Danach sollte sich die Mutter der beiden Söhne, von denen der jüngere gestorben war, sich in dieselbe Lage versetzen und mit der Gruppe ihre Gedanken über das gelebte Leben teilen. Diese lauteten:

Ich hatte mir Kinder gewünscht, und dieser mein Wunsch ging in Erfüllung. Das jüngere starb, und mit dem älteren blieb ich zurück. Wenn nicht ich gewesen wäre, hätte aus ihm nichts Rechtes werden können. Er wäre in irgendeiner Anstalt für Idioten gelandet; aber so war ich es, die aus ihm einen Menschen machte. Mein Leben war kein Fehlschlag. Mag es auch noch so schwer gewesen sein, es war voll von Aufgaben, und wenn es mir gelungen sein sollte, sie zu bewältigen, war es sinnvoll.

Die Anwesenden verstanden, dass es letzten Endes nicht darauf ankommt, wie lustvoll oder leidbeladen ein Leben war, sondern vielmehr darauf, ob eine Person aufrichtig um Sinnerfüllung bemüht war (Frankl, 2005, S. 38–39).

Begriffe „Logotherapie", „Existenzanalyse" (EA), „spezielle EA" und „personale EA"

Die Logotherapie ist die angewandte Psychotherapie auf Grundlage des von Viktor Frankl entwickelten wert- und sinnorientierten Modells, also die therapeutische Ausgestaltung des logotherapeutischen Menschenbildes. Das altgriechische Wort „lógos" weist eine Bedeutungsvielfalt auf. Es wird mit „Wort", „Rede" und mit dem geistigen Vermögen, das eine Konversation hervorbringt, gleichgesetzt, weswegen es auch „Sinn" oder „Vernunft" bedeuten kann. „Lógos" verweist auf philosophische und religiöse Grundanschauungen, vor allem in der stoischen Philosophie, ebenso in Texten jüdisch-hellenistischen und christlichen Ursprungs, wo der Ausdruck auch „Wort Gottes" bedeutet. Das Johannesevangelium beginnt beispielsweise mit den Worten: *Im Anfang war das Wort, und das Wort war bei Gott, und das Wort war Gott* (Joh 1,1 in BibleServer, 2016, o. S.). Das griechische Wort „therapeía" steht für *„Heilbehandlung"* und *„Pflege"* (Duden, o. J., o. S.). Der Begriff „Pflege" verweist im übertragenen Sinn auf die heilsame Bedeutung einer zielgerichteten zwischenmenschlichen Beziehungspflege zwischen Beratenden/Therapeut*innen und den ihnen anvertrauten Menschen, die eine grundlegende Basis für den Beratungs- bzw. Therapieprozess schafft.

Die Logotherapie wirkt kultur- und konfessionsübergreifend sowie völlig losgelöst davon, ob ein Mensch religiös ist oder nicht. Das logotherapeutische Menschenbild trägt die Überzeugung in sich, dass jeder Mensch ein Gespür und ein Gewissen hat. Diese Richtung der Psychotherapie weist einen Theoriekern auf, dem eine Philosophie zugrunde liegt, die sich mit existenziellen Fragen des Personseins befasst. Neben der körperlichen und psychischen Dimension des Menschen gibt es die geistige, die „noetische", die die beiden anderen Dimensionen übersteigt und nach

Wert- und Sinnverwirklichung strebt. Lebenskrisen gehen oftmals mit einem schmerzvollen Sinnlosigkeitsgefühl einher. Frankl sprach vom *„existenziellen Vakuum"* (Frankl, 2005, S. 11) bzw. von der *„existenziellen Frustration"* (ebd.). Was in den hoch entwickelten Industrieländern im scheinbaren Widerspruch zwischen maximaler Logik und dem größten Defizit an Sinn stärker wird, ist die Suche der Menschen nach Antworten auf existenzielle Fragen, z. B. „Wer bin ich? Worin liegt der Sinn meines Lebens?" Wer den Gewissensruf, kohärente Deutungen und den subjektiven Sinnhorizont seines Lebens nicht wahrnehmen kann, fühlt eine Sinnleere. Das ist ein Leben jenseits von Freude, Begeisterungsfähigkeit und Kreativität. Wer der Annahme unterliegt, das Leben sei eine Plage, ein ständiger Kampf oder die bloße Verkettung schicksalhafter Umstände, ist dazu aufgerufen, sich mit einem ausgeprägten Sinnmangel und mit einem verstummten Gewissen tiefgründig auseinanderzusetzen.

Bei der Behandlung von Sinnkrisen kommt eine primär medikamentöse Behandlung rasch an ihre Grenzen, weil sie den eigentlichen quälenden Schmerz oder eine Gewissensnot nicht heilen kann. Lediglich die belastenden Auswirkungen des nicht erkannten noetischen Schmerzes wie Getriebenheit, Depression und diffuse Angst werden vorrübergehend ruhiggestellt, während das primäre noetische Leiden durch Medikation unbehandelt bleibt. In einer logotherapeutischen Beratung wird der Wille zu einer sinnstiftenden Lebensweise gestärkt, um die eigenen körperlichen und seelischen Potenziale für die Überwindung des persönlichen Leidens entfalten bzw. weiterentwickeln zu können.

Wer Logotherapeut*innen aufsucht, erfährt weder Moralisierung, Bewertung noch Besserwisserei. Der Dialog zwischen Beratenden und Ratsuchenden erfolgt auf Augenhöhe, von Mensch zu Mensch. Statt Sinnsuchende als „depressiv" einzuschätzen, weil sie etwa am Werteschwinden bzw. -verlust in der Gesellschaft oder am Arbeitsplatz leiden, forschen logotherapeutisch geschulte Personen gemeinsam mit den Klient*innen nach dem Hinweis- bzw. Aufgabencharakter, der herausfordernden Lebenslagen innewohnt. Da gibt es beispielsweise die menschliche Intuition, die tief aus dem Inneren kommt und quasi als Vorsprecherin oder Künderin des Gewissens fungiert(2002b, S. 24).

Die Existenzanalyse ist eine der Logotherapie zugrunde liegende Forschungsrichtung und zugleich ein therapeutischer Weg aus einer Sinnkrise. Es handelt sich um eine Anthropologie, die den Menschen in seiner leiblich-seelisch-geistigen Einheit und Ganzheit zu fassen sucht und die Charakterisierung und Qualifizierung der Essenz der Existenz intendiert. Gemeint ist eine „Analyse der ganzen Existenz" und eine „Analyse auf Existenz hin", also auf das menschliche Sein hin, das Ver-*antwort*-lichsein bedeutet. Mittels Existenzanalyse wird die Essenz der Existenz charakterisiert, mit dem Ziel, das Leben eigenverantwortlich, wert- und sinnorientiert zu gestalten. Erfüllung findet ein Mensch dann in seinem Leben, wenn er nicht nur dem nachgeht, was dem eigenen Genuss dient, sondern darin, herauszufinden, wie er beispielsweise auch zu anderen gut sein kann.

Zentrale existenzanalytische Fragen lauten: „Was macht mich im Kern aus?", „Worin liegen meine Begabungen und Charismen, die ich zur Mehrung des Guten in der Welt einsetzen kann?", „Wer soll ich sein?" „Welchen Beitrag kann und soll ich zur Verbesserung menschlicher Existenz leisten?", „Wem und wozu bin ich gut?" oder „Was ist mein individueller Auftrag in einer konkreten Lebenssituation?" Es werden nicht primär oder ausschließlich die Eigeninteressen, sondern vor allem gemeinschaftlich und ethisch bedeutsame Ziele angestrebt. Weder Macht, Prestige noch Status auf Kosten anderer entfalten menschliches Potenzial, sondern menschliche Begegnungen auf Basis von Vertrauen, Empathie und Authentizität. Nicht der Dienst nach Vorschrift erfüllt ein Leben mit Sinn, sondern die Freude am sinnvollen Tun, oder wie der Begründer der SOS-Kinderdörfer Hermann Gmeiner, 1919–1986, es ausdrückte: *„Alles Große in unserer Welt geschieht nur, weil jemand mehr tut, als er muss"* (SOS Kinderdörfer weltweit, o. J., o. S.).

Der therapeutische Aspekt der **speziellen Existenzanalyse** liegt in der Erhellung individueller, konkreter existenzieller Situationen und in der Unterstützung auf dem Weg zu einer selbstständigen Findung, die sich an einem objektiven „ontologischen" Sinn orientiert.

Der Arzt, Psychiater und Psychologe Alfried Längle, geboren 1951, entwickelte einen anderen Zugang der Existenzanalyse und Logotherapie, die **Personale Existenzanalyse,** und gründete die „Gesellschaft für Logotherapie und Existenzanalyse" (GLE Österreich, o. J., o. S.) in Wien. Anders als in der von Viktor Frankl entwickelten Logotherapie, bei der ausschließlich die objektive Sinnfindung intendiert wird, erachtet Längle ebenso das existenzielle subjektive Sinnerleben einer Person für bedeutsam. Auch die Biografie und die Emotionalität des Menschen werden in der beratenden und psychotherapeutischen Arbeit mehr berücksichtigt. Längle trägt dem Gesichtspunkt Rechnung, dass die Trotzmacht des Geistes nicht einfach vorausgesetzt werden kann, sondern erst auf der Grundlage einer Ich-Stärkung im Rahmen von Beratung und/oder Psychotherapie erarbeitet und aufgebaut werden muss.

In dem 2020 von Alexander Batthyány und Elisabeth Lukas publizierten Buch „Logotherapie und Existenzanalyse heute. Eine Standortbestimmung" (S. 120–147) werden zentrale Unterschiede zwischen dem franklschen und dem längleschen Ansatz beschrieben. Betroffen machen mich allerdings die abwertenden Formulierungen seitens der Autorin, mit der sie die Spezifika der Personalen Existenzanalyse darlegt, ohne den möglicherweise ergänzungsbedürftigen Reichtum von Längles Erkenntnissen in Erwägung zu ziehen. Überdies werden persönliche und nicht beigelegte Differenzen mit Längle im Rahmen dieser Publikation ausschließlich aus ihrer Sicht beschrieben.

Bedeutsame Schriften

Frankl drängte es zum Schreiben, den an der Logotherapie interessierten Personen steht somit eine Vielzahl an Publikationen zur Verfügung. Die „Ärztliche Seelsorge" (1946) und „… Trotzdem Ja zum Leben sagen. Ein Psychologe erlebt das Konzentrationslager" (1998) sind Grundlagenwerke über den Menschen, die einerseits ob der Tatsache erschüttern, zu welchen Grausamkeiten Menschen fähig sind, die andererseits eine Ermutigung zum Gut-, Wahrhaftig- und Authentisch-Sein sind. Beide oben genannten Publikationen zeugen davon, wie sehr durch den Glauben an einen (Über-)Sinn eine Einstellungsmodulation selbst unter widrigsten Umständen möglich ist. Dem Buch „…Trotzdem Ja zum Leben sagen" (1998) verdanke ich mein Wirken als Logotherapeutin. Es hat mich im Kern bewegt und mir die Entschlossenheit und Kraft geschenkt, mich für unterstützungs-, hilfe- und pflegebedürftige Menschen und Tiere einzusetzen. Der Titel dieses Buches ist ein Zitat aus dem Refrain der Lagerhymne des KZ Buchenwald, dem „Buchenwaldlied", das 1938 von zwei Häftlingen komponiert wurde. In diesem heißt es:

O Buchenwald, ich kann dich nicht vergessen,
weil du mein Schicksal bist.
Wer dich verließ, der kann es erst ermessen,
wie wundervoll die Freiheit ist!
O Buchenwald, wir jammern nicht und klagen,
und was auch unsre Zukunft sei –
‖: wir wollen trotzdem „ja" zum Leben sagen,
denn einmal kommt der Tag –
dann sind wir frei! :‖ (ORT House, 2021, o. S.).

Bis heute haben diese ersten bedeutenden Schriften Frankls nichts an Aktualität eingebüßt, vor allem im Hinblick auf die menschliche Sehnsucht und Fähigkeit, sich auf etwas hin auszurichten, *„das nicht wieder es* [Anmerkung d. V.: der Mensch] *selbst ist"* (Frankl & Kreuzer, 1986, S. 78).

Indem der Mensch einen Sinn außerhalb seiner selbst für möglich hält und danach forscht, bis er ihn schließlich findet, kann er sein Selbst, seine biologisch-schicksalhaften Bedingtheiten und das psychische Leiden überschreiten. Schicksalhaftes kann durch den *„Dienst an einer Sache"* oder *„in der Liebe zu einer Person"* (Frankl, 2009, S. 18) überwunden werden. Gar bekommt dadurch manch eine Situation erst im Rückblick ihren Sinn.

Praxisbeispiel: Wie eine Mutter den Abschied von ihrer „kleinen Prinzessin" gestaltete

Hierzu ein Beispiel aus meiner psychotherapeutischen Praxis: Eine Frau, deren 3-jähriges Mädchen an Morbus Krabbe verstorben ist, drohte zunächst an der Brutalität des Schicksals und am Trauerschmerz zu zerbrechen. Doch konnte sie sich dazu durchringen, trotz überwältigender Leiderfahrung nach Wegen aus der existenziellen Krise zu suchen. Sie überlegte: *„Wozu kann ich auf Basis dieser schicksalhaften Zumutung gut sein? Wenn ich schon nicht meinem Mädchen eine gute Mutter mehr sein kann, wem dann?"* Wenige Monate später gründete sie eine Gesprächsgruppe für Eltern, die ebenfalls den Tod eines Kleinkindes zu verkraften hatten. Im Rahmen dieser Treffen wurde auch das Gedenken an die Kinder gepflegt. Auch wenn Babys bereits im Mutterleib oder bereits wenige Stunden nach der Geburt versterben, gibt es Erinnerungen, die es wert sind, sie zu bergen, etwa das sanfte Strampeln des Babys im Mutterleib. *„Hätte ich diese Gruppe nicht gegründet, hätte sich nach dem Tod meiner kleinen Prinzessin niemals irgendein Sinn erfüllen können",* erzählte sie mir und weiter: *„Für jedes tröstende Wort und für jede sanfte Berührung innerhalb der Selbsthilfegruppe beginnt ein Stern hoch oben im Reich meiner Prinzessin zu leuchten."*

Die Logotherapie ist weltweit verbreitet

Die Logotherapie ist auf allen Kontinenten verankert; alle vom Viktor Frankl Institut in der Prinz Eugen-Straße in 1040 Wien akkreditierten Mitglieder der Internationalen Gesellschaft für Logotherapie und Existenzanalyse sind auf der Website des VIK (o. J., o. S.) gelistet. Das 2015 eröffnete Viktor Frankl Zentrum in der Mariannengasse in 1090 Wien, wo Frankl in der nebenan gelegenen Wohnung von 1945 bis 1997 lebte, archiviert das franklsche Gedankengut in Wort und Bild; in Forschungsarbeiten über die Logotherapie und Existenzanalyse kann vor Ort Einsicht genommen werden. Im „Thesenraum" besteht die Möglichkeit, sich mit den von Frankl formulierten ‚zehn Thesen über die Person' zu befassen.

Führungen durch dieses weltweit erste Viktor Frankl Museum sowie Fort- und Ausbildungen werden angeboten. Batthyány, geb. 1971, ein Enkel von Frankl, ist Vorstand des Instituts. Er hat die Professur für den Viktor Frankl Lehrstuhl für Philosophie und Psychologie an der Internationalen Akademie für Philosophie im Fürstentum Liechtenstein inne. DDr.^{in} h. c. Eleonore Frankl, Frankls zweite Ehefrau, ist Ehrenpräsidentin des Viktor Frankl Zentrums.

II Das Gewissen

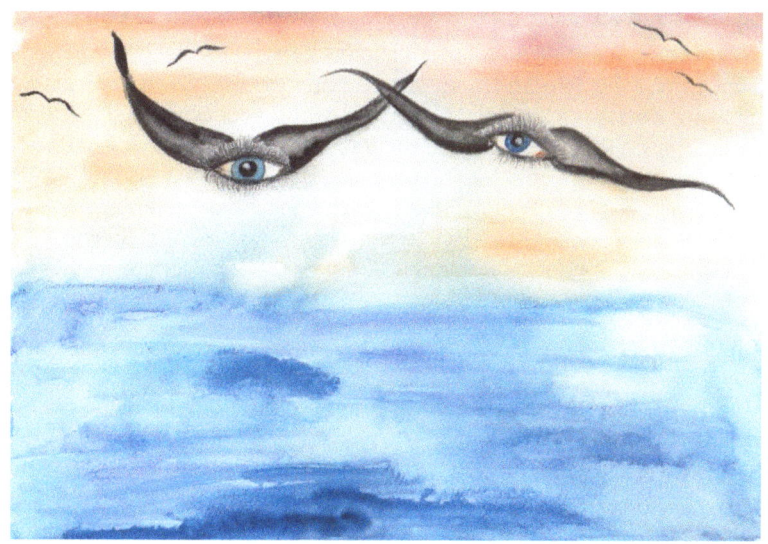

Charakteristika des Gewissens

„Das Gewisseste ist – das Gewissen" (Frankl, 1946, S. 31).

Weil der Dialog mit dem Gewissen in der Logotherapie zentral für die Lebensqualität und -führung ist, insbesondere für den heilsamen Umgang mit Schuld, Schuldgefühl und Schuldscham, werden folgend die Charakteristika des Gewissens aus Sicht von Viktor Frankl erläutert. Nach Frankl (1990, S. 56) haben weder Vererbung noch die Umstände des Heranwachsens einen vorhersagbaren Effekt auf die Person. Hingegen können gerade schwierige Umstände herausragende Entwicklungen in einem Menschen in Gang setzen.

Das Gewissen ist sinnfühlend

In der geistigen Dimension menschlichen Seins liegen die freie Stellungnahme zur Körperlichkeit und psychischer Befindlichkeit und ebenso die Fähigkeit, sich auf Wert- und Sinnstiftendes zu beziehen. Hier ist dem Menschen das Gewissen, von Frankl auch als *„Sinnorgan"* (Frankl, 2012, S. 24) bezeichnet, dienlich. Es hilft ihm, die für ihn zweifellos geltenden Prinzipien in die eigene Lebensführung zu integrieren. Ein aktiviertes Gewissen wendet die Werte und Normen auf das vergangene, das unmittelbare wie auch auf das künftige Tun und/oder Unterlassen eines Menschen an und bestimmt dessen Wert. Es ist die innere Stimme, welche die Entscheidungen einer Person kommentiert, diese entweder für sinnvoll, fragwürdig oder sinnwidrig befindet. Seine besondere Bedeutung liegt darüber hinaus darin, dass es ein Spannungsfeld zwischen Sein und Sollen, zwischen dem Allgemeinen und dem Personalen, zwischen dem Anerzogenen und dem individuellen Entscheidungsraum einer Person bildet. Wie es ein prälogisches Seinsverständnis gibt, genauso gibt es ein prämoralisches Werteverständnis, unabhängig aller expliziten Moral. Dadurch lebt und wirkt das Gewissen in uns frei von Abhängigkeiten, sowohl von äußeren wie Erfolg und Ansehen als auch von inneren, etwa von Gefühlslagen.

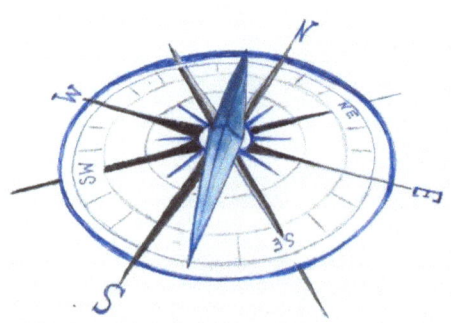

Ursprünglich erfolgte mithilfe eines Kompasses die Lokalisierung von Sonne und Sternen. Ähnlich verhält es sich beim Menschen, der mithilfe des Gewissens seine Handlungsabsichten überprüfen kann. Immanuel Kant ging von der Annahme aus, dass jeder gesunde Mensch eine Stimme in sich trägt, die ihm sagt, was Recht und was Unrecht ist, völlig losgelöst von den Werthaltungen in seinem Umfeld und von jeglicher wissenschaftlichen Disziplin oder Philosophie. Seinen Kategorischen Imperativ verglich er mit einem Kompass, dank dem eine Person Gutes von Bösem unterscheiden kann. Kant hält zudem fest, dass kein Mensch tugendhaft handeln kann, *„wenn er immer unter lauter Spitzbuben wäre"* (Kant in Arendt, 2019, S. 26). Frankl nahm Kants Metapher vom Kompass auf, wonach das Gewissen sich an einem prämoralischen Kompass orientiert, der den Navigationskurs anzeigt: *„Dem Bewusstsein erschließt sich Seiendes – dem Gewissen jedoch erschließt sich nicht ein Seiendes, vielmehr ein noch nicht Seiendes: ein erst Seinsollendes [...], bloß Mögliches"* (Frankl, 2017, S. 248).

Angenommen, ein Mann lässt auf einem Sommerfest im betrunkenen Zustand seinem Frust freien Lauf und pöbelt einen anderen an. Oder, um ein weiteres Beispiel zu nennen, der Lenker eines Fahrzeuges drängelt, schneidet beim Überholen Ihre Fahrspur, gefährdet dadurch andere Verkehrsteilnehmende und auch sich selbst. Alle, sowohl diejenigen, die eine

Werteverfehlung zulassen, als auch die potenziell Leidtragenden haben die Freiheit, zu entscheiden, wie sie mit der Provokation umgehen wollen oder sollen. Wollen diese z. B. dem Betrunkenen ebenso abfällig gegenübertreten, ihn gar mit einer Ohrfeige die verdiente Lektion erteilen? Und liegt es nicht nahe, selbst das Gaspedal durchzudrücken, um dem anderen zu zeigen, dass eine noch stärkere Persönlichkeit hinter dem Lenkrad sitzt, ungeachtet der Folgen, die ein derartiger Machtkampf im Straßenverkehr oder eine Kollision auf unschuldige Verkehrsteilnehmende haben könnte?

Wer fortwährend darum bemüht ist, den Werten, die das eigene Leben leiten sollen, treu zu bleiben, trifft andere Entscheidungen als die soeben beschriebenen. Selbst dann, wenn die spontane und erste Reaktion, etwa der Drang zum Gegenschlag, uns für einige Sekunden beherrscht, sind wir dennoch keine Gefangenen unserer selbst. Wenn wir auch ein Ärgernis oder eine Wut spüren, bedeutet das nicht, dass wir darauf reflexartig reagieren und den Gefühlen freien Lauf lassen müssen. Das Gewissen weist den Menschen an, Werteentscheidungen zu treffen, eine Handlung auszuüben, zu kontrollieren oder auch zu unterlassen, auch dann, wenn wir Provokation und Unrecht erfahren. So man nicht noch mehr Unwerte in die Welt bringen möchte, kann situativ ein Weg-Konzentrieren vom auslösenden Stressor und ein Hin-Konzentrieren auf etwas ganz anderes und Höherwertiges helfen, um eine Situation zu deeskalieren. Auf das Anpöbeln des Betrunkenen müssen wir nicht reagieren. Zugunsten der Familien, die auf uns und auf die Verkehrssünder*innen zu Hause warten, lohnt es sich, die Bremse und nicht das Gaspedal zu betätigen. Diese *„Dereflexion"* (Frankl, 2012, S. 143) erfolgt durch die geistige, die noetische Dimension, die blitzschnell eine Situation einschätzen und auch reflektieren kann.

Das Gewissen agiert prälogisch und intuitiv

Die Stimme des Gewissens ist stärker und wertdurchdrungener als etwa das freudsche Über-Ich, und *„der Geist ist getragen vom Unbewussten"* (Frankl, 2017, S. 248). Frankl geht davon aus, dass es im Menschen eine unbewusste Geistigkeit gibt, die ihrerseits die bewusste Geistigkeit nährt. Ebenso reicht das Gewissen in eine unbewusste Tiefe hinab, wo es in einem unbewussten Grund wurzelt. Gerade die großen, *„existentiell echten"* (ebd.) Entscheidungen erfolgen unbewusst und unreflektiert. Daher kann vom irrationalen, alogischen und *„prälogischen"* (ebd., S. 247) Gewissen gesprochen werden. Überdies agiert das Gewissen unbeeinflusst von Konditionierung, vom Wunsch, dem Über-Ich gefallen zu wollen, von der Furcht vor Bestrafung oder von der Hoffnung auf Belohnung (Frankl, 1990, S. 61), anders als das Tier, das laut Konrad Lorenz ein determiniertes und „moralanaloges Verhalten" (Lorenz, zitiert in Frankl, 1990, S. 61) zeigt.

Die Aufgabe des Gewissens liegt darin, dem Menschen „das eine, was nottut" (Frankl, 1990, S. 249–250) zu erschließen. Es stellt sich die Frage, wie das, was der Person vom Gewissen erschlossen wird, tatsächlich auch realisiert werden kann. Die geistige Vorwegnahme, die Schau dessen, was gesollt ist, erfolgt mithilfe der Intuition (Frankl, 2017, S. 248), die jedoch erst z. B. nach einer Entscheidung und nach der Kenntnis über die Folgen einer Entscheidung rationalisierbar ist. Dieses eine ist ein je Einziges und Individuelles, ein individuelles Sein-Sollen, das auf den Einsatz sinnwidriger Mittel für die Realisierung von Sinnvollem verzichtet. Beim Nachsinnen darüber, wie Entscheidungen von großer Tragweite im Leben getroffen werden, sind es oftmals rational nicht nachvollziehbare Beweggründe, die letztlich zur Beschlussfassung beitragen. Wir wissen nur, dass wir etwas tun müssen, wir wissen jedoch nicht genau, weshalb. „Ich kann nicht sagen, weshalb ich mich dazu entscheide, ich weiß nur, ich muss das jetzt tun", so eine typische Aussage in Bezug auf prälogische Wahrnehmungen. Der tiefe Sinn von intuitiv und irrational getroffenen Entscheidungen erschließt sich erst im Rückblick. Man denke an die Wahl eines Partners, der den bisherigen Vorstellungen darüber, wie er aussehen, kommunizieren und welchen sozialen Status er haben soll, vielleicht komplett widerspricht und sich später als der goldrichtige Weggefährte erweist. Mir kommen eigene Entscheidungen im Hinblick auf meine persönliche Weiterbildung in den Sinn. Für mein Umfeld, auch für mich selbst, war es nicht immer logisch, ein weiteres Studium zu absolvieren, was schließlich mit enormen Einbußen meiner Freizeit einherging, auch mit Arbeit bis spät in die Nacht, um meine Forschungsarbeiten voranzubringen. Erst Jahre später konnte ich dankbar auf die Wertfülle blicken, die ich heute auf Basis meiner Studien anderen Menschen zuteilwerden lassen kann, sei es im Rahmen einer Psychotherapie oder im Zuge meiner Lehrtätigkeit.

Das Gewissen entspringt dem ästhetisch Unbewussten

Frankl spricht vom „künstlerischen Gewissen" und vom „ästhetischen Unbewussten" (Frankl, 2017, S. 251). Kunstschaffende sind auf die unbewusste Geistigkeit angewiesen. Der nicht restlos rationalisierbaren Intuition des Gewissens entspricht bei Künstler*innen die Inspiration, die ebenso in der unbewussten Geistigkeit verwurzelt ist, ehe sie in das Bewusstsein emporsteigt. Aus ihr heraus werden großartige Kunstwerke geschaffen, aus Quellen, die in einem „niemals restlos erhellbaren Dunkel" (Frankl, 2017, S. 251) liegen. Nicht selten erweist sich die forcierte Selbstbeobachtung, der Wille zum bewussten Machen, als ein Handicap.

Eine übermäßige Reflexion würde mehr Schaden als Nützliches hervorbringen.

Das Gewissen kann gehört oder überhört werden

Es gibt Situationen, in denen uns ein unmissverständlicher Gewissensanruf erreicht, dem wir jedoch nicht folgen, weil wir vielleicht körperlich müde und geistig träge sind. Eine Gelegenheit nicht zu nutzen, ist menschlich. Frankl schildert in dem Buch mit dem Titel „Der Mensch vor der Frage nach dem Sinn" (1990), wie er den Mithäftlingen angesichts der ständigen Lebensbedrohung im KZ Mut zugesprochen hatte. Sie sollten nicht verzweifeln, *„weil irgendjemand, ein Freund oder eine Frau, ein Lebender oder ein Toter – oder ein Gott"* (Frankl, 1990, S. 176), mit forderndem Blick und in der Erwartung herabsieht, nicht enttäuscht zu werden. An anderer Stelle in diesem Buch gesteht er, dass er *„allzu selten die innere Kraft hatte",* sich voll und ganz auf den *„letzten inneren Kontakt"* mit seinen Leidensgenossen einzulassen und er so manch äußere Gelegenheit nicht genutzt hat (Frankl, 1990, S. 176).

Eine Pflegekraft aus einem Altenheim machte sich Vorwürfe, weil sie entgegen ihrem Gewissen nicht auch zwischen den vorgeschriebenen nächtlichen Kontrollgängen eine sterbende Bewohnerin aufgesucht hatte: *„Ich spürte, dass ich zu ihr gehen sollte. Doch ich war müde und machte es mir in meinem Lehnstuhl bequem. Ich redete mir ein, dass die Patientin die Nacht bestimmt überleben würde."* Die alte Dame schied ohne menschlichen Beistand aus dem Leben.

Nicht nur das Verharmlosen, auch das Wegschauen bewahrt vor der Konfrontation mit dem eigenen Gewissen. Reinhard, ehemals Projektleiter einer großen Baufirma, „übersah" die fehlenden Sicherheitsbestimmungen der Mitarbeiter, wenn dadurch Zeit und Geld gespart werden konnte. Weil in den Jahren seiner Berufstätigkeit, *„Gott sei Dank",* nie ein schwerer Unfall passierte, konnte er beruhigt und unbescholten seinen Ruhestand antreten.

Frankl erachtete es im Zuge interdisziplinärer Forschung für notwendig, nicht nur die Ebene der Physis des Menschseins als Maßstab aller Dinge heranzuziehen, sondern darüber hinaus die Fähigkeit, sich mittels der Geistigkeit über Einflüsse jeglicher Art zu erheben. Eine reduktionistische Sichtweise des Gewissens lehnte er entschieden ab, denn es ist eine von Konditionierung oder von der Furcht vor Bestrafung unabhängige Instanz, die geduldig darauf wartet, von der Person gehört zu werden (Frankl, 1990, S. 53–54).

Das Gewissen kann in die Irre führen

Das Gewissen vermag den Menschen auch zu täuschen. Es ist dazu fähig, *„Unrecht für Recht zu halten, Inquisition für Gott wohlgefällig und Mord für politisch wertvoll. Das Gewissen ist um 180 Grad drehbar"*, so der Schriftsteller Erich Kästner, 1899–1974 (Kästner in Lexikus, o. J., o. S.). Wie können wir sicher sein, dass das, wozu das Gewissen uns motiviert, richtig ist und zur Verbesserung menschlicher Existenz beitragen kann? Allein die Tatsache, dass eine moralische Handlungsempfehlung unserem Gewissen entspringt, bürgt nicht für deren Qualität, vergleichbar mit einem Produkt, das mit einem Qualitätsgütesiegel versehen ist, und dennoch ist nicht gewiss, dass der Inhalt einwandfrei ist, so er nicht überprüft wird.

Im Alter von sieben Jahren besuchte ich mit meinen Eltern nahe Verwandte, die auf einem Bauernhof lebten und viele Tiere besaßen. Beim Spielen im Innenhof entdeckte ich in einem Holzverschlag eine Katzenmutter, die ihre vier Jungen säugte. Die Tiere lagen auf dem mit Stroh bedeckten Steinboden. Damit niemand die Katzen störte und um sie vor dem beißwütigen Jagdhund vom Nachbarshof zu schützen, schloss ich die Tür des Verschlags und schob den Verschlussriegel vor. Beim Verabschieden sagte mir meine Intuition, dass ich meine Tante darüber informieren sollte, dass ich die Tür des Verschlags geschlossen hatte. Ich tat es nicht und hoffte stattdessen darauf, dass meine Tante die verschlossene Tür bemerken würde. Wochen später besuchten wir die Verwandten erneut. Mit vorwurfsvollem Unterton teilte sie mir mit, dass die Katze und ihre Babys verhungert und verdurstet seien, weil ich sie eingesperrt und niemanden darüber informiert habe.

Diese Erfahrung prägte mich nachhaltig. Heute wie damals fühle ich drückende Gewissenslast, wenn ich mir vor Augen führe, wie verzweifelt die Tiere bestimmt nach einem Fluchtweg gesucht haben und wie qualvoll sie ums Leben gekommen sind. Dass ich auf mein Gewissen nicht gehört habe, habe ich zutiefst bereut. Wann immer ich einer Katze begegne, wird die Erinnerung an mein Schuldigsein in mir wachgerufen. Ich empfinde eine tiefe Liebe zu den Tieren, ein starkes Mitgefühl gegenüber benachteiligten und vernachlässigten Tieren und versuche ihnen zu helfen, wo ich nur kann. In dieser Weise kann ich auf die Tragödie, die ich damals ausgelöst habe, sinnstiftend reagieren und den mir verfügbaren Möglichkeitsraum zugunsten der Mehrung des Tierwohls gestalten. Was ich als Kind erlebte, davon bleibt niemand verschont, unabhängig davon, ob man jung und ungestüm, erwachsen und lebenserfahren, oder alt und weise ist. Gewiss bringt es die Persönlichkeitsentwicklung mit sich, die Beweggründe für oder gegen eine Handlung zunehmend klar erfassen zu können, dennoch ist kein Mensch davor gefeit, sich zu irren, eine Situation zu unterschätzen oder überzubewerten.

Benjamin, Chefredakteur bei einer Tageszeitung, bemerkte die Wesensveränderung eines Mitarbeiters, der Gesprächen auswich, müde und gereizt war und an Gewicht verlor. Weil er nach Bekanntwerden seiner Alkoholkrankheit einen ambulanten Entzug machte und sich deswegen schämte, verzichtete Benjamin darauf, nachzufragen, wie es ihm gehe, ob und wie er ihn unterstützen könne: *„Es war mir klar, dass es ihm sehr schlecht geht; ihn jedoch darauf anzusprechen, erschien mir auch nicht als richtig.“* Eines Morgens erfuhr Benjamin, dass sich sein Mitarbeiter das Leben genommen hatte. 15 Jahre später fühlte sich Benjamin am Suizid seines Mitarbeiters immer noch *„irgendwie mitschuldig“*, weil er den Appell seines Gewissens nicht richtig deuten konnte.

Es gibt nur Wertekonflikte und keine Gewissenskonflikte

Das Gewissen besitzt *„die Fähigkeit, Sinngestalten in konkreten Lebenssituationen zu perzipieren“* (Frankl, 2012, S. 24), also wahrzunehmen. Seine Botschaften, die es an die Person entsendet, sind klar und unmissverständlich, weshalb die Person dessentwegen keinen Konflikt erlebt. Was als „Gewissenskonflikt“ bezeichnet wird, ist genau genommen ein „Wertekonflikt“, den die Person spürt, wenn die zur Wahl stehenden „Werte“ bzw. „Sinn-Universalien“ situativ nicht als „stimmig“

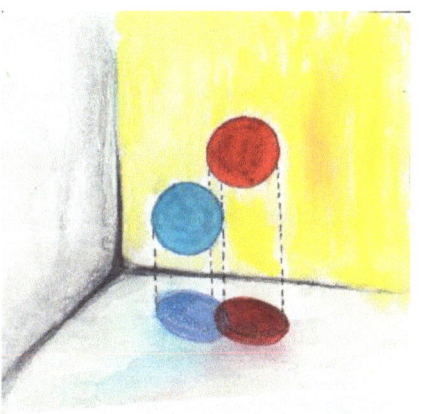

Skizze von Sabine Wöger in Anlehnung an Frankl, 1990, S. 239.

wahrgenommen werden und neu geordnet werden müssen, um eine verantwortungsvolle Entscheidung treffen zu können.

In der Skizze sehen wir in der geistigen, in der noetischen Dimension zwei Werte, von denen der erste, dieser ist durch einen roten Kreis dargestellt, den zweiten blauen Kreis eindeutig überragt. Wird jedoch die hierarchische Höhendifferenz zweier Werte ausgeklammert, scheinen sich bei der Projektion der beiden Kreise in die darunterliegende Ebene, das ist die psychische Ebene bzw. die „subnoetische“ Dimension, diese zu überschneiden bzw. miteinander zu kollidieren (Frankl, 1990, S. 239).

Im palliativen Kontext muss häufig zwischen mindestens zwei Werten abgewogen werden, beispielsweise zwischen der Aktivierung körperlicher Ressourcen der Schwerkranken zugunsten der Aufrechterhaltung von Selbstständigkeit auf der einen Seite und der Gewährleistung von pflegerischer Unterstützung bei körperlicher Schwäche auf der anderen Seite. Auch die operative Legung einer Ernährungssonde bei an Demenz erkrankten Menschen, bei Unkenntnis über deren persönlichen Willen, hat oftmals Wertekonflikte zur Folge, die eine ethische Reflexion im interdisziplinären Team erfordern.

Das schlechte Gewissen

Was bedeutet es, ein „schlechtes Gewissen" zu haben? Bei dieser Geistesplage werden wir an Handlungen erinnert, die wir im Nachhinein als un(auf)richtig, unrecht oder manipulativ wahrnehmen, weil hauptsächlich Unwerte als Werte verwirklicht wurden. Wer sich z. B. zum Geschimpfe über eine Kollegin hinreißen lässt, um selbst ja nicht in die Rolle des Außenseiters am Arbeitsplatz zu geraten, erlebt hinterher Gewissensbisse, weil man sich den Pauschalurteilen angeschlossen und beispielsweise die Hilfsbereitschaft dieser Person mit keinem einzigen Wort erwähnt hat.

Ein schlechtes Gewissen wird bisweilen auch „schön verpackt" überreicht, Man ist unsicher, ob dieses „Geschenk" denn wirklich auch geöffnet werden soll. Packt man es aus und begutachtet den Inhalt etwas genauer, fällt bald auf, dass es sich dabei um unausgesprochene und unerfüllte Erwartungshaltungen anderer handelt, die ihrerseits Schuldgefühle hervorrufen.

Das Gewissen ist mit einer Quelle vergleichbar, aus der klares Wasser fließt. Wer nach einem sinnergiebigen Leben dürstet und von dem inneren Quellwasser trinkt, ist voll der Möglichkeiten, nicht nur den eigenen Durst zu stillen, sondern auch das Leben anderer zu nähren.

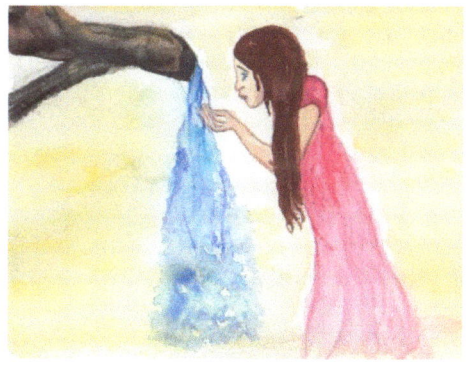

Die Quellengaben des Gewissens tragen dazu bei, dass wir am Ende eines Tages oder eines gelebten Lebens dankbar auf das aufrichtige Bemühen, auf gute Entscheidungen und auf die erfahrene und geschenkte Liebe zurückblicken können. Noch nie äußerte im Kontext von Palliative Care ein sterbender Mensch mir gegenüber, dass er etwa stolz auf das angehäufte Vermögen oder auf die zügellosen Ausschweifungen im Zustand der Trunkenheit gewesen sei. Stattdessen kann sich die Seele am Tagesende oder am Lebensabend am klaren und sauberen Quellwasser nähren, etwa durch das Bewusstsein, dass man selbst bedingungslose Liebe erfahren durfte, dass man um Wahrhaftigkeit bemüht war oder sich für schwächer Gestellte unserer Gesellschaft eingesetzt hat. Für ein friedvolles und angstfreies Leben und Sterben ist die verwirklichte Sinnfülle eines Menschenlebens bedeutsam.

Der Aufgabencharakter des Lebens ist individuell und situativ

„Das Leben selbst ist es, das dem Menschen Fragen stellt"
(Frankl, 1946, S. 48).

So leidvoll und aussichtslos einzelne Lebenslagen auch sind, sie bergen wenigstens die eine Möglichkeit in sich, dass darauf sinnvoll reagiert werden kann, sei es durch eine Handlung, die ausgeübt wird, oder durch eine Einstellung, zu der man sich durchringt und zu der man auch vor anderen stehen kann. Hierfür bedarf es der fortwährenden Verfeinerung des Gewissens, um die einer Situation innewohnende Aufforderung an eine Person erfassen zu können. Durch die gewissenstreue und wertgeprüfte Beantwortung existenzieller Fragen bekommt die Person einen Zugang zum individuellen *„Aufgabencharakter des* [ihres] *Lebens"* (Frankl, 1946, S.

43) und die Möglichkeit, dem je eigenen Wert einer Situation, *„Situationswert"* (ebd., S. 82), gewahr zu werden. Die Lehren, die wir durch den Aufforderungscharakter des Gewissens in einer konkreten Situation erfahren, sind einmalig und in derselben Weise nicht wiederholbar. In einem Augenblick kann der Mensch von seinem Standort bzw. von seiner Perspektive aus jedoch nur eine einzige Aufgabe wahrnehmen, einen bestimmten Wert intendieren, und den *„Sinn des Augenblicks"* (Lukas, 2011, S. 48) zu erfüllen versuchen. Beruhigend weist Frankl darauf hin, dass jedem Standort, von dem aus ein Mensch nach seinen Antworten auf die Lebensfragen forscht, *„nur eine einzige, eben die richtige Perspektive"* (1946, S. 33) entspricht. Niemand anders als die eine Person in der einen Situation könnte den Auftrag genauso beantworten.

Die Einstellungsmodulation

Wo schicksalhafte Bedingungen vorherrschen, sind Menschen mitunter dazu aufgerufen, neue Haltungen zu finden und jene, die bisher gültig waren, jedoch nicht mehr hilfreich sind, loszulassen, durch Einstellungsmodulation zu korrigieren oder durch neue zu ersetzen. Ob Schuld oder Schuldgefühle, beide Erfahrungen manövrieren den Menschen in einen leidvollen Zustand, der laut Frankl (2009, S. 23–24) nur dann s(einen) Sinn bekommt, wenn sich die Person selbst ändert und ihrem Dasein eine neue Orientierung gibt, ähnlich der „kopernikanischen Wende" durch Nikolaus Kopernikus, 1473–1543. Bei dieser kam es zur Abkehr vom geozentrischen Weltbild, weil Kopernikus beweisen konnte, dass die Erde nicht das Zentrum des Weltalls ist. Das neue heliozentrische Weltbild, wonach die Erde ein Planet ist, der sich um die eigene Achse und zugleich um die Sonne bewegt, bedeutete eine Zäsur im Verständnis über den Kosmos und markierte überdies den Übergang vom Mittelalter zur Neuzeit.

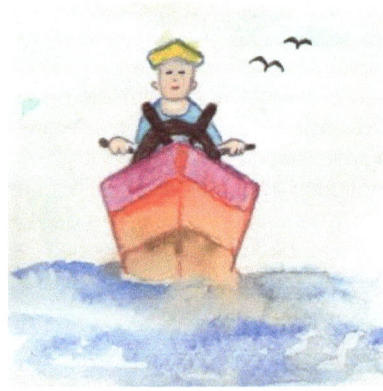

Menschen sind als geistige Wesen ebenso dazu fähig, eine kopernikanische Lebenswende herbeizuführen. Sie sind den Umständen nicht ausgeliefert, sondern können selbst die Hände auf das Steuerrad legen und das Boot des Lebens in die gesollte Richtung lenken.

Einer begangenen Schuld kann mit Reue begegnet werden, die

für einen nachhaltigen Wandel der Geisteshaltung voraussetzend ist.

Ein Unrecht, das jemand an sich erfahren hat, konfrontiert mit der Entscheidung, ob wir einer Person ihre Tat wieder und wieder vorhalten oder ob wir ihr versöhnlich begegnen werden. Auch ein Noch-nicht-Verzeihen kann Ausdruck einer Einstellungsmodulation sein, beispielsweise dann, wenn eine Person ihre Untat verharmlosend kommentiert. Dann könnte das Nicht-Verzeihen der richtige Weg sein, um einer Person eine Grenzüberschreitung unmissverständlich zu vermitteln. Weil ein Mensch immer mehr ist als seine Taten, können wir uns dazu entscheiden, ihn trotz seiner Tat wertzuschätzen, statt ihm die Würde, die unzerstörbar ist, abzusprechen.

Die Fähigkeit zur Selbsttranszendenz durch die Trotzmacht des Geistes

Menschen verfügen nicht nur über einen Körper und eine Psyche, sondern auch über eine Geistigkeit. Diese ist ein zentrales Charakteristikum des Menschseins, weshalb auch von der *„geistigen Person"* (Frankl, 2002b, S. 60–62) gesprochen wird. Der körperlichen Ebene werden alle biologisch-physiologischen Körperfunktionen, der psychischen Ebene die Gefühle, Instinkte und Begierden zugeordnet. Die körperliche und psychische Ebene, auch „subnoetische Dimensionen" bzw. „Psychophysikum" genannt, sind nach Frankl der noetischen Dimension untergeordnet. Alleinig der Blick auf das Psychophysikum würde das Menschlichste am Menschen außer Acht lassen, etwa das in der noetischen Dimension verortete Wertgefüge und seine ihm angeborene Sehnsucht nach Sinn.

Durch das Ergreifen des geistigen Freiraums kann eine Person zu körperlichen Bedingungen und seelischen Gestimmtheiten Stellung beziehen, indem sie von der *„Trotzmacht des Geistes"* (Frankl & Kreuzer, 1986, S. 76) Gebrauch macht. Bereits Epiktet, etwa 50–138 n. Chr., ein Vertreter der stoischen Philosophie, verwies auf die Kraft der Selbstdistanzierung, indem er davor mahnte, jede unangenehme Emotion sofort zu bewerten, um finale Schlüsse daraus zu ziehen. Vielmehr sollte eine Gefühlsregung zunächst nur als Eindruck, „phantasía", verstanden werden, wissend, dass das, was sie im Moment zu sein scheint, „phainómenon", möglicherweise gar nicht ist (Martens, 2015, S. 91). Der erste negative Eindruck eines Menschen stellt sich bekanntlich im Nachhinein oftmals als ein Irrtum heraus, weil es sich in Wahrheit um einen beispielsweise besonders sensiblen und verlässlichen Menschen handelt.

Das übergeordnete „Wozu?" ist für das Trotzen in positiver Weise voraussetzend

Als Menschen ist es uns möglich, zu uns selbst, also zum Psychophysikum, in eine Distanz zu treten, genannt „Selbstdistanzierung". Diese Fähigkeit erachtete Frankl als fundamental anthropologisch. „Wodurch bekommen wir die Kraft zur Selbstdistanzierung, zum Gebrauch der Trotzmacht des Geistes, die es uns ermöglicht, uns ganz einer Aufgabe hinzugeben, sich im Dienst an einer Sache oder in der Liebe zu einer anderen Person selbst zu übersehen und gar zu vergessen?" (Frankl & Kreuzer, 1986, S. 78). Hierzu bedarf es eines übergeordneten Wozu, eines Sinns, für den es wert ist, von sich selbst abzurücken. Dieser kann jeweils nur von einem selbst gefunden werden (ebd., S. 84). Niemand kann einer anderen Person sagen, was der Sinn ist, den sie anerkennen oder verwirklichen soll.

Beispiele für eine aktivierte Trotzmacht des Geistes

Um eine konstruktive Zusammenarbeit nicht unnötig zu gefährden, wird auf die spontane Bemängelung von unpässlichen Formulierungen verzichtet, stattdessen wird reflektiert, wie anders agiert werden kann, statt bloß zu re-agieren. Die Vorbildfunktion gegenüber den eigenen Kindern kann helfen, sich in einer schwierigen Lebenslage nicht dem Opferdasein hinzugeben, sondern sich mutig einer Herausforderung zu stellen. Eine Freiwilligenarbeit zu übernehmen, kann bei der Überwindung einer krisenhaften Lebenslage helfen. Um Waisenkindern eine Freude zu bereiten, fertigte ein handwerklich geschickter Mann das Jahr über Holzspielzeug an, um es ihnen zu Weihnachten im Rahmen des Projektes „Christkind in der Schuhschachtel" zu schenken. Wenn der Zauber der Liebe einen Menschen als einmaliges und einzigartiges Wunder wahrnimmt, sein „So-und-nicht-anders-sein" (Frankl, 1946, S. 102) als Gnade erfährt, gibt es auch keinen Argwohn, wenn der Partner gemeinsam mit der geschiedenen Ehefrau an wichtigen Anlässen und Festivitäten der gemeinsamen Kinder teilnimmt. Weil es der Würde alter Menschen gerecht wird, ihnen eine kompetente und empathische Pflege zuteilwerden zu lassen, ist man dazu bereit, die Hürden der Pflegeausbildung zu nehmen und einen vorübergehenden Verzicht auf Freizeit in Kauf zu nehmen.

Frankl (1946, S. 31) unterschied „intentionale" von „zuständlichen Gefühlen". Freude erfüllt dann das Leben mit Sinn, wenn die Freude einen Gegenstand intendiert, wenn sie einen Wert zu realisieren versucht, der außerhalb ihrer selbst liegt. Während man sich „über" etwas freut, hat man „wegen" etwas Lust (ebd.). Letzteres verweist auf eine bloße zuständliche Lebensweise, auch „präsentische Lebensweise" genannt, die ausschließlich dem Selbstzweck dient (ebd.). Die Freude hingegen gehört der Sphäre der *„Vollzugswirklichkeit"* an, in der sie sich selbst nicht intendieren lässt (ebd.).

Sofern keine kognitive, z. B. zerebrale Erkrankung vorliegt, kann sich im Grunde genommen niemand von der noetischen Stellungnahme mithilfe der Trotzmacht seines Geistes entbinden. Zu sagen, *„der Geschwindigkeitsrausch hatte mich völlig im Griff, weshalb ich die Risiken für andere Verkehrsteilnehmende nicht mehr im Auge halten konnte",* ist Ausdruck einer von der Person selbst herbeigeführten noetischen Trägheit. Anders als das Tier kann der Mensch die Folgen einer derartigen Fahrlässigkeit vorab einschätzen, so er sich dazu entscheidet, der Lust nach der Raserei zu trotzen. Die geistige Person bildet demnach einen Gegenpol zu Körper und Psyche, weshalb auch vom *„noo-psychischen Antagonismus"* (Frankl, 2012, S. 93) die Rede ist.

Noo-psychischer Antagonismus oder Elevationismus? Entweder/oder, sowohl/als auch, oder überhaupt präventiv?

Kenneth Wilber, geboren 1949, einer der wichtigsten Theoretiker transpersonalen Denkens, hinterfragte Frankls Trotzmacht des Geistes kritisch, weil dadurch eine Emporstilisierung der noetischen Dimension erfolgen könnte, die ihrerseits eine Form des Reduktionismus bedeuten würde. Wilber (1996, S. 260) sprach in diesem Zusammenhang von *„Elevationismus",* bei dem der Mensch dazu zeigt, seine Freiheit zu überschätzen. Eine Brücke zwischen beiden Ansätzen schlägt Koslowski (2004, S. 148), der davon ausgeht, dass das Menschsein vom Zusammenwirken eines freien und eines unfreien Willens und einer freien und einer unfreien Imagination bestimmt ist, wodurch sowohl dem Reduktionismus als auch dem Elevationismus entgegengewirkt werden kann.

Die Wirkkraft der finalen Vorleistung am Beispiel einer zuvor zerrütteten Männerfreundschaft

„Wer da beherrscht ist vom Lebensgefühl des ständigen Abschied-nehmen-Müssens [...], der hat vergessen, daß das Tor, das sich zu schließen droht, eben das Tor einer vollen Scheune ist"
(Frankl, 1990, S. 106).

Um eine Problemlage einem guten Ausgang zuzuführen, wird eine Person von ihrem Gewissen geleitet, woraufhin sie sich zu einer *„finalen Vorleistung"* (Lukas, 2011, S. 243) durchringen kann. Hierfür entscheidet sich die Person zu Handlungen und Haltungen zugunsten eines friedvollen Miteinanders, unabhängig davon, ob die andere Person darauf positiv reagiert oder nicht. Von dieser wird nichts erwartet. Dieser Prozess ist nicht einfach, bringt uns jedoch mit den Möglichkeiten des Menschseins in Berührung.

In Todesnähe eröffnet sich der Zugriff auf das Gewissen oftmals wie von selbst. So auch bei Horst, den zu Sebastian eine jahrelange Freundschaft verbunden hatte, ehe die beiden Männer wegen unterschiedlicher politischer Ansichten heftig in Streit gerieten. Weil beide dickköpfig waren und die „Schuld" beim jeweils anderen suchten, kam es zum Kontaktabbruch. Ein jeder wartete darauf, dass der andere den ersten Schritt machen würde. Die Jahre vergingen und Horst erkrankte an Bauchspeicheldrüsenkrebs. Die Krankheit verlief hochgradig progredient. Die radikale Konfrontation mit der Endlichkeit ließ Horst Rückschau auf sein Leben halten. Gelungenes wie Ungelöstes kam ihm in den Sinn.

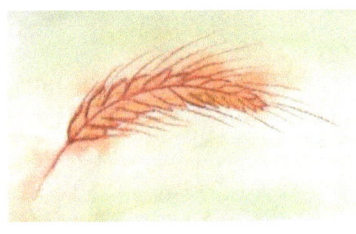

Bezugnehmend auf das Scheunengleichnis (Frankl, 2012, S. 48) gab es viel Korn, das Horst in seine Lebensscheune eingebracht hatte. Keinesfalls sollte Sebastian die Tür in Erinnerung behalten, die Horst wutentbrannt zugeschlagen hatte, auch nicht die mit Zynismus gespickten Nachrichten via Mobiltelefon, die dem Zerwürfnis folgten. Um sich seinem nahenden Ende beugen zu können, galt es, zuvor noch Unerledigtes einer heilsamen Wende zuzuführen. Auf Horsts Lebensacker wartete geduldig noch eine Ähre, um von ihm geerntet zu werden, unbeirrt von der Kürze der verbleibenden Lebenszeit. Nicht der Streit, sondern die gegenseitigen Ermutigungen, der Trost, den die Freunde einander in schweren Zeiten gespendet hatten, auch die fröhliche Ausgelassenheit, der sie sich hingegeben hatten, sollten im Gedächtnis bleiben. Horst folgte seiner Intuition und lud Sebastian via SMS ein, ihn auf der Palliativstation zu besuchen. Noch am selben Tag kündigte ihm eine Pflegeperson „einen treuen Freund an." Mit diesen Worten erbat Sebastian, Horst sein Eintreffen auf der Abteilung anzukündigen, ehe er das Krankenzimmer betrat. Die beiden Männer umarmten einander wortlos, einer schien den anderen zu wiegen, ähnlich den Kornähren auf dem Feld, wenn sie im Wind sanft hin- und herschwingen. Horst und Sebastian machten von der Trotzmacht des Geistes Gebrauch, zugunsten der Würdigung ihrer Freundschaft und zugunsten eines friedvollen Auseinandergehens. Selbst dann, wenn Sebastian der Einladung von Horst nicht gefolgt wäre, wäre die Lebensscheune von Horst um eine Ähre reicher geworden: um die des aufrichtigen Bemühens um Versöhnung mit seinem Freund.

Frei- und Verantwortlichsein

„Der Mensch, jeder einzelne, kann wählen, das ist Ausdruck seiner Eigenart und Selbstmächtigkeit" (Schmid, 1998, S. 85).

So sehr Frei- und Verantwortlichsein Geschenke des Lebens an uns sind, so sehr sind wir dadurch auch *„zum Ängstlichwerden und Schuldigwerden verurteilt"* (Frankl, 1990, S. 222), weil die Freiheit immer Gefahr läuft, *„in bloße Willkür auszuarten, wenn sie nicht in Verantwortung gelebt wird"* (Frankl, 2015, S. 55). Neben der Freiheit, schuldhaft zu handeln, hat der Mensch auch die Verantwortung, Schuld zu überwinden: *„Sehen wir ihn* [den Menschen] *für das bloße Opfer von Umständen an, dann nehmen wir ihm mit der Schuld die Würde"* (Frankl, 1990, S. 56). Um schuldig zu werden, bedarf es demnach der Wahlfreiheit, um sich für oder gegen ein Tun entscheiden zu können.

Nicht immer gibt es eine vorausgehende Sinnerkenntnis

Gibt es keinen Hinweis darauf, dass es einen Sinnanruf an das Gewissen geben könnte und somit keine Möglichkeit der vorausgehenden Sinnerkenntnis, handelt es sich zwar um einen höchst unseligen Umstand, jedoch nicht um eine reale Schuld.

Eine Pflegeperson wäre real schuldig, würde sie eine Schmerzpumpe an einem intravenösen Zugang eines Patienten anschließen und in Betrieb nehmen, ohne zuvor zu prüfen, ob es sich um das richtige Medikament in der richtigen Konzentration und in der richtigen Dosis handelt. Sie würde dadurch sein Leben riskieren. Bekommt jedoch der Patient aufgrund eines technischen Defektes der Pumpe eine zu hohe Dosis und versagt z. B. auch die Alarmfunktion des Gerätes, ist die Pflegende nicht schuldig.

Und ein weiteres Beispiel sei an dieser Stelle genannt: Just an dem Tag, an dem eine pflegende Angehörige sich einen Tag Erholung gönnte, verstarb ihre Mutter. Es war absehbar, dass die an Demenz erkrankte Mutter eine begrenzte Lebenszeit hatte, jedoch trat der Tod unerwartet schnell ins Leben, zu einem Zeitpunkt, an dem es keine Anzeichen dafür gab.

Hochsensible, zur Depression oder zur Hyperreflexion neigende Personen, erleben eher unberechtigte Schuldgefühle.

Der deutsche Philosoph **Immanuel Kant**, 1724–1804, verwies auf die Gegebenheit des Gewissens in einem Menschen. Gewissenlose Menschen gibt es demnach nicht.

Ohne alles moralische Gefühl ist kein Mensch; denn bei völliger Unempfänglichkeit für diese Empfindung wäre er sittlich todt, und wenn [...] die sittliche Lebenskraft keinen Reiz mehr auf dieses Gefühl bewirken könnte, so würde sich die Menschheit [...] in die bloße Thierheit auflösen und mit der Masse anderer Naturwesen unwiederbringlich vermischt werden (Kant, 1793, Abschnitt XII. b, S. 400, Z 10–15). Eben so ist das Gewissen nicht etwas Erwerbliches, und es giebt keine Pflicht sich eines anzuschaffen; sondern jeder Mensch, als sittliches Wesen, hat ein solches ursprünglich in sich. Zum Gewissen verbunden zu sein, würde so viel sagen als: die Pflicht auf sich haben, Pflichten anzuerkennen (ebd., S. 400, Z 24–26). Wenn man daher sagt: dieser Mensch hat kein Gewissen, so meint man damit: er kehrt sich nicht an den Ausspruch desselben. Denn hätte er wirklich keines, so würde er sich auch nichts als pflichtmäßig zurechnen oder als pflichtwidrig (ebd., S. 400, Z 31–34). Gewissenlosigkeit ist nicht Mangel des Gewissens, sondern Hang, sich an dessen Urteil nicht zu kehren. Wenn aber jemand sich bewußt ist, nach Gewissen gehandelt zu haben, so kann von ihm, was Schuld oder Unschuld betrifft, nichts mehr verlangt werden. Es liegt ihm nur ob, seinen Verstand über das, was Pflicht ist oder nicht, aufzuklären; wenn es aber zur Tat kommt oder gekommen ist, so spricht das Gewissen unwillkürlich und unvermeidlich. Nach Gewissen zu handeln, kann also selbst nicht Pflicht sein, weil es sonst noch ein zweites Gewissen geben müßte, um sich des Akts des ersteren bewußt zu werden. Die Pflicht ist hier nur, sein Gewissen zu kultivieren, die Aufmerksamkeit auf die Stimme des inneren Richters zu schärfen und alle Mittel anzuwenden (mithin nur indirekte Pflicht), um ihm Gehör zu verschaffen (ebd., S. 401, Z 10–21, Klammern im Original).

Der Arzt und Tiefenpsychologe **Sigmund Freud** stellte auf Basis von Einzelfallstudien mit seinen Patient*innen fest, dass ein Vergehen die Folge eines (unbewussten) *„drückenden Schuldbewußtseins unbekannter Herkunft"* ist, weswegen der Psychoanalytiker vom *„Verbrecher aus Schuldbewußtsein"* (Freud, 1935, S. 194) sprach.

Der Religionsphilosoph **Romano Guardini**, 1885–1968, bezeichnete das Gewissen als Organ, das Gutes und Bedeutungsvolles erkennt. Mit dem Gewissen ist der Mensch hinausgeöffnet in die Ewigkeit, zugleich hingerichtet in das tägliche Geschehen. Es ist das Organ, mit dem die ewige Gutheitsforderung ständig neu und aus dem konkreten Geschehen gedeutet wird, mit dem immer aufs Neue erkannt wird, wie das ewigunendlich Gute bewältigt werden muss. Es ist ein Gehorchen und Neuschaffen zugleich, ein Verstehen und Urteilen. In einem jeden Bruchteil eines Moments ist der Mensch aufgerufen, durch sein Handeln die Geschichte der Menschheit ein Stück weit mitzugestalten. Dabei ist zu bedenken, dass kein Moment wiederholbar ist oder rückgängig gemacht werden kann. Wenn Situationen einander auch ähneln können, so können sie nicht wiederkehren (Guardini, 1931, S. 29–35). Guardini erachtete die Gewissensbildung als einen schöpferischen Akt der jeweiligen Person. Der einzelne Mensch kann in der ihn angefragten Situation antworten, wobei sein persönliches Gewissen mit der Fülle an Antwortmöglichkeiten auf Lebensfragen zunehmend geformt wird. Dieser Akt wird durch das Umfeld, durch die Glaubenseinstellung und durch die Vorerfahrungen mehr oder weniger hilfreich beeinflusst. All das hat jedoch nur Vorbildwirkung, die Umsetzung bleibt immer der einzelnen Person überlassen. Durchaus können das *„verborgene Böse"* (ebd., S. 30) und andere Willenstriebe den Blick auf das Gesollte trüben, weshalb der Mensch sich von seinen Verirrungen befreien muss, um zu seinem Gewissen Kontakt aufnehmen zu können (ebd., S. 29–35).

Der Theologe **Dietmar Mieth,** geb. 1940, stellt fest, dass das Gewissen zwar zunehmend *„in Anspruch genommen wird, dass dies aber auf der anderen Seite immer weniger bedeutet"* (1991, S. 223–224).

Der Psychoanalytiker und Philosoph, **Erich Fromm,** 1900–1980, unterscheidet das autoritäre vom humanistischen Gewissen. Das autoritäre Gewissen ist *„die nach Innen verlegte äußere Autorität"* (Fromm, 2004, S. 114), etwa die der Eltern, der Kirche oder des Staates. Die Vorschriften des autoritären Gewissens werden nicht durch (eigene) moralische Urteile bestimmt; sie sind nicht etwa *gut* an sich, sondern Vorschriften, die von Autoritäten festgelegt wurden, auch dann, wenn sie menschenverachtend sind. Beispielhaft seien die Anhänger*innen Adolf Hitlers genannt, die sich einbildeten, nach bestem Gewissen zu handeln. Auch wenn die Beziehung zur Autorität verinnerlicht wurde, ist dadurch das Gewissen nicht vollständig von der äußeren Autorität getrennt; vielmehr fühlt sich ein Mensch mit autoritärem Gewissen *„sowohl an die äußere Autorität als auch an ihr inneres Echo gebunden"* (ebd.). Menschliches Verhalten wird nur *„von der Furcht vor Strafe oder der Hoffnung auf Belohnung"* (ebd.) bestimmt, ebenso von der Bewunderung der Autorität, und ist von der Gegenwart der Autorität abhängig. Empfinden Menschen mit autoritärem Gewissen ein Schuldgefühl, so handelt es sich in Wahrheit um Angst. Bei dieser Form der Gewissensbildung werden Autoritäten als ethische und moralische Gesetzgeber angesehen und internalisiert, und weil sie dadurch ein Teil der Person werden, fühlt sich diese ihnen gegenüber verantwortlich. Ein gutes Gewissen liegt vor, wenn der äußeren und internalisierten Autorität entsprochen wird; missfällt man der Autorität durch Ungehorsam, handelt man schuldig und ein schlechtes Gewissen ist die Folge. Ungehorsam wird zur Kardinalsünde, Gehorsam zur Kardinaltugend. Das autoritäre Gewissen entspricht dem, was Sigmund Freud als „Über-Ich" beschrieben hat (Fromm, 2004, S. 114–117).

Das humanistische Gewissen ist die Stimme, die jedem Menschen gegenwärtig und weder von Strafe noch von Belohnung abhängig ist. Dieses Gewissen ist viel mehr als bloßes Wissen. Seine Qualität ist affektiv. Handlungen, Gedanken und Gefühle, die der Entfaltung der Gesamtpersönlichkeit dienen, rufen ein gutes Gewissen hervor. Innere Unruhe und Unbehagen verweisen hingegen auf ein schlechtes Gewissen (ebd., S. 125). Das humanistische Gewissen hilft *„zu dem zu werden, was wir unserer Möglichkeit nach sind. Es ist der Wächter unserer Integrität"* (ebd.). Es ist dann am schwächsten, *„wenn der Mensch seiner am meisten bedarf"* (ebd., S. 126). Fromm bezeichnet dieses Gewissen als einen *„wirksameren Regulator des Verhaltens als alle Furcht vor äußeren Autoritäten. Denn vor der äußeren Autorität kann man davonlaufen, vor sich selbst jedoch nicht"* (ebd., S. 115). Je produktiver ein Mensch, je mehr er sich in die Fülle vermeintlich wichtiger Aufgaben und Verpflichtungen verstrickt, desto schwächer ist sein Gewissen. Eine emotionale Bedrücktheit wird dann jedoch in einer Weise begründet, die auf keinen offensichtlichen Zusammenhang mit dem Gewissen verweist. Überdies *wollen* oder *wissen* Menschen nicht, wie sie auf das Gewissen hören sollen. Weil es sich nicht lautstark zu Wort meldet, müssen sie erst lernen, mit sich allein zu sein, auf das Gewissen zu hören und seine Botschaften zu verstehen. Gar die sinnlosesten Beschäftigungen werden dem Hören nach Innen vorgezogen. Wahrscheinlich liegt das daran, weil allein schon der Gedanke, sich selbst ins Gesicht sehen zu müssen, einen Schrecken in uns auslösen könnte. Ein vernachlässigtes humanistisches Gewissen zeigt sich durch unbestimmte Schuldgefühle, durch Müdigkeit und generelle Unlust, so Fromm (2004, S. 125–127).

Der Mensch verfügt also sowohl über ein autoritäres als auch über ein humanistisches Gewissen. Die Herausforderungen liegen in der Auslotung ihrer je eigenen Kräfte und Wechselwirkungen. Beispielsweise verweisen Schuldgefühle begrifflich auf das autoritäre Gewissen, wurzeln jedoch im humanistischen Gewissen (ebd., S. 130). Auf die vom Gewissen autoritär motivierte Aussage: „Ich kann den Anforderungen der Firmenleitung nicht entsprechen", würde das humanistische Gewissen antworten: „Sag, wie viel deiner unwiederbringlichen Lebenszeit hast du mit dem Bespielen von Glücksspielautomaten vergeudet?", um ein Beispiel zu nennen.

Die Wurzeln von rational nicht nachvollziehbaren Schuldgefühlen liegen oftmals in der frühkindlichen Prägungsgeschichte. Ein Sohn, der anders als sein Vater mit der Philosophie und nicht mit dem Handwerk sympathisiert, enttäuscht die Hoffnung, den elterlichen Familienbetrieb in nächster Generation weiterzuführen. Die Tochter, die leidenschaftlich den schönen Künsten frönt und kein Bedürfnis nach Mutterschaft hat, bricht mit der Familientradition, in der es für Frauen selbstverständlich ist, nach Abschluss der Berufsausbildung eine Familie zu gründen.

Fromm spricht vom *„Gefühl der Andersartigkeit"* (2004, S. 122), das zu Gefühlen von Schuld und Minderwertigkeit führt. Ist es einem Kind nicht möglich, die Erwartungen seiner Autoritätspersonen zu erfüllen, und wird das von der erwachsenen Person als Pflichtverletzung interpretiert und mit Missgunst und Liebesentzug sanktioniert, entwickelt das Kind Schuldgefühle. Diese wiederum binden das Kind in einer unseligen Weise an die Autoritätsperson, wodurch eine Abhängigkeitsbeziehung entsteht. *„Ein Schuldgefühl zu wecken, ist das wirkungsvollste Mittel, um den Willen des Kindes zu schwächen",* so Fromm (2004, S. 123). Schon fünf- oder sechsjährige Kinder erleben den Konflikt zwischen ihren natürlichen Impulsen und der moralischen Bewertung des Verhaltens durch ihre Autoritätspersonen. Erfolgt keine transparente elterliche Autorität, stattdessen eine *„anonyme Autorität"* (ebd.), ist das Kind einem starken moralischen Druck ausgesetzt. Statt „Bitte sei nicht so laut", dies wäre die offen gelebte erzieherische Autorität, empfängt das Kind eine Botschaft mit implizitem Schuldspruch, „Du wirst doch nicht wollen, dass andere wegen dir keinen Schlaf finden."

Fromm erachtete das Kollektiv für die Bildung des Gewissens für bedeutsam. Der Mensch muss sich seiner inneren Stimme stellen und frei wählen dürfen, ob er sich *für* oder *gegen* eine Handlung entscheidet: *„Ein Gewissen existiert nur, wo der Mensch sich als Mensch und nicht als Ding, als Ware erlebt* (Fromm, 1991, S. 150–151). Demnach kann sich kein individuelles Gewissen entwickeln, wenn das oberste Prinzip das Konformgehen mit der Gesellschaft ist. Ferner spricht Fromm von der *„Tragödie aller Religionen"* (2004, S. 77), die ihre eigenen Prinzipien verletzen, sobald sie zu *„Massenorganisationen"* (ebd.) werden. Jene, die sich *„gut angepasst"* (ebd., S. 75) und sich der Geisteshaltung einer

Mehrheit unterworfen haben, sind im Hinblick auf die Erfüllung ihrer Aufgabe als menschliches Wesen krank. Lediglich von offenkundigen Konflikten bleiben Angepasste verschont. Konformismus und Totalitarismus sind demnach Folgen des systematischen Unterdrückens des eigenen Gewissens. Wenn der Mensch wahrhaftig auf sich selbst blickt und sich die Frage stellt, ob er *„seinen Nächsten liebt, Gerechtigkeit übt, die Wahrheit spricht und das zur Wirklichkeit gemacht hat, was er der Möglichkeit nach ist – das Ebenbild Gottes"* (Fromm, 2004, S. 9), muss er schmerzlich eingestehen, dass das Leben nicht das der Brüderlichkeit, des Glücks und der Zufriedenheit ist, sondern dass es einem *„geistigen Chaos und einer Verworrenheit"* (ebd.) nahekommt.

Hannah Arendt, 1906–1975, verwies auf das Gewissen als eine Instanz, auf die man sich intuitiv verlässt und die man als eigene höchstpersönliche sittliche Kostbarkeit betrachtet. Die politische Theoretikerin hielt es für möglich, dass der Rückgriff auf das Gewissen nur eine automatische Reaktion ist, die vor allem durch das soziale Umfeld geprägt ist, weshalb es nur so gut oder so schlecht sein kann, wie das prägende gesellschaftliche und staatliche System, das Elternhaus oder die Religion. 1961 nahm Arendt als Reporterin der Zeitschrift „The New Yorker" am Prozess gegen den SS-Obersturmbannführer Adolf Eichmann in Jerusalem teil. Neben Reportagen schrieb sie schließlich eines ihrer bekanntesten und zugleich umstrittenen Bücher „Eichmann in Jerusalem. Ein Bericht von der Banalität des Bösen" (Arendt, 1963). Der Begriff „Banalität" bezieht sich auf die beschwichtigende Argumentation Eichmanns, der sich als *„kleines Rädchen im großen Getriebe"* (Martens, 2015, S. 241) bezeichnete. Arendt beobachtete nach der Veröffentlichung ihres Buches 1963 über den Eichmann-Prozess eine merkwürdige Tendenz, wonach moralische Fragen einerseits intensiv diskutiert wurden und ihnen andererseits zugleich ausgewichen wurde. Viele stellten sich auf die Seite des Beschuldigten. Es wurde darauf hingewiesen, dass es *„einen Eichmann in jedem gäbe"*, und die wahren Schuldigen jene waren, die ein Urteil über Menschen wie Eichmann auszusprechen wagten. Niemand ist dazu imstande, seine eigene Reaktion vorab einzuschätzen, so er selbst nicht in der gleichen Lage wie Eichmann sei (Arendt, 2019, S. 24).

Der folgende Textauszug stammt aus dem viel diskutierten Vortrag „Persönliche Verantwortung in der Diktatur", den die Autorin nach Erscheinen des Buches über Eichmann hielt. Darin greift sie die Notwendigkeit der Unterscheidung zwischen persönlicher und politischer Verantwortung in einer Diktatur auf und definiert Moralmaßstäbe, die bei der Verurteilung des monströs Bösen gelten sollen (Martens, 2015, S. 246): *Damals [...] schien das bloße Grauen in seiner nackten Monstrosität über alle*

Kategorien hinauszugehen und alle Maßstäbe der Rechtsprechung hinwegzufegen, es handelte sich um etwas, was Menschen weder adäquat bestrafen noch vergeben konnten (Arendt in Martens, 2015, S. 240).

So sehr Eichmann und die Verteidigung darauf verwiesen, dass er ja nur ein *„kleines Rädchen"* (ebd., S. 241) im großen Getriebe des Nationalsozialismus war und gar nicht anders konnte, als die Verfolgung, Vertreibung und Deportation von sechs Millionen Juden zu organisieren und deren Ermordung zu ermöglichen, stellte das Gericht unmissverständlich fest, dass im Gerichtsaal *„keinem System, nicht der Geschichte, keiner historischen Tendenz, keinem „Ismus", wie zum Beispiel dem Antisemitismus, sondern einer Person der Prozess gemacht wird"* (ebd., S. 241). Eichmann hatte sich als Einzelperson *„identifizierbar und nicht austauschbar"* zu verantworten. Seine Antwort: *„Nicht ich, sondern das System, in dem ich ein Rädchen war, hat es gemacht",* veranlasste das Gericht zu einer weiteren Frage: *„Und warum bitte sehr wurden Sie ein Rädchen oder blieben Sie es unter derartigen Umständen?"* Der Angeklagte bot als Systemopfer den Suizid durch Erhängen an, doch das Gericht gewährte es ihm nicht, erhebende Gefühle zur Schau zu stellen und als ein bedauernswerter „Sündenbock" in die Geschichte einzugehen (ebd., S. 242). Der Angeklagte wurde hingerichtet.

Die Bedeutung der Rechtsprechung liegt nach Arendt darin (2019, S. 21), dass sie ihre Aufmerksamkeit auf eine einzelne Person richtet, da bei ihr die Verantwortung liegt und nicht bei Systemen oder Organisationen. Im Gerichtssaal kommt das Abwälzen von Verantwortung augenblicklich zum Stillstand, so die politische Theoretikerin.

Es gibt eine gewichtige innere Not, die davor bewahrt, sich z. B. einem Naziregime *nicht* anzuschließen und das eigene Wertesystem *nicht* über Bord zu werfen; und das ist die Tatsache, dass man dann mit sich selbst nicht mehr in Frieden leben könnte und sich selbst verachten müsste: *„Nicht weil sie* (Personen, die im Nationalsozialismus Widerstand leisteten) *das Gebot ‚Du sollst nicht töten' streng befolgt hätten, lehnten sie es ab zu morden, sondern eher deshalb, weil sie nicht willens waren, mit einem Mörder zusammenzuleben – mit sich selbst"* (Arendt in Martens, 2015, S. 244, Hervorhebungen im Original). Jede Person ist unabhängig von Alter oder Bildung fähig, darüber nachzudenken, mit wem sie es zu tun haben möchte, wenn sie in einen Spiegel blickt (ebd., S. 246). Ebenso wenig erachtet sie eine hoch entwickelte Intelligenz oder ein differenziertes Moralverständnis für die Urteilsbildung für voraussetzend. Stattdessen bewahrt die Sehnsucht, im Frieden mit sich selbst zu leben, vor schuldhaftem Verhalten (ebd., S. 244).

Die Bedeutung genetischer Aspekte formulierte in den 1980er-Jahren die Psychiaterin und Humangenetikerin **Edith Zerbin-Rüdin,** 1921–2015:

Das Gen für *die* Kriminalität und *die* Verbrecherpersönlichkeit gibt es nicht. Nicht das komplexe erscheinungsbildliche Merkmal ‚Kriminalität' wird vererbt, sondern kodierte Information, die Anweisung gibt für Aufbau und Regulierung von Hormonen und Enzymen und Neurotransmittern, die dann über weitere Zwischenstufen zu einem erhöhten oder erniedrigten Risiko für delinquentes Verhalten führen können (Zerbin-Rüdin, 1985, S. 36, Hervorhebungen im Original).

Der österreichische Humanethologe **Gerhard Medicus,** geboren 1950, stellt fest,

dass trotz anderslautender Meinungen einzelner Neurobiologen und trotz aller genetisch ‚programmierten' Verhaltensprogramme, ‚gut' und ‚böse' nicht schicksalhaft bedingt ist. Die meisten Menschen […] sind rational sehr wohl in der Lage, zwischen ‚gut' und ‚böse' zu unterscheiden. Infolgedessen sind bei Diskussionen zur Freiheit auch die Verschränkungen zwischen Können, Wollen und Sollen zu beleuchten (Medicus, 2014, S. 27, Hervorhebungen im Original).

Voraussetzung dafür, dass der Mensch absolut frei von angeborenen Vorbedingungen wäre, wäre ein *„moralischer Trugschluss"* (ebd.). Demnach ist der Mensch aufgrund der Existenz angeborener Programme weder seines freien Willens beraubt noch von seiner Schuldfähigkeit befreit.

Der Psychiater, Psychotherapeut und Neurologe **Reinhard Haller,** geboren 1951, vermutet, dass gewisse anatomische Strukturen im Gehirn, diese können nicht auf umschriebene Areale eingegrenzt werden, im Zusammenhang mit Handlungen wider das Gewissen stehen. Beispielsweise kommt dem limbischen System bei der realitätsbezogenen Beurteilung von Emotionen eine tragende Bedeutung zu. Funktionsbeeinträchtigungen des Frontalhirnlappens begünstigen Enthemmung und Impulsivität. Zudem fördern ein niedriger Intelligenzquotient und ein bis zu 14 % geringeres Gehirnvolumen aggressives Verhalten. Haller warnt ausdrücklich vor einer reduktionistischen Sichtweise vom Menschen, die seine Willensfreiheit unberücksichtigt lässt (2009, S. 183–190). Als entscheidende Faktoren, um bei der Kindeserziehung bösartigem Verhalten entgegenzuwirken, verweist Haller auf *„die drei Z": „Zuwendung, Zärtlichkeit, Zeit."* Neben dem Achtsam-Sein ist auch das *„echte Lob"* (ACADEMIA SUPERIOR, 2013, o. S.) höchst bedeutsam, weil es vor dem Bösen, vor Suchtverhalten und vor übersteigertem Narzissmus bewahrt.

Die genetische Ausstattung einer Person ist eine Art neurobiologisches Werkzeug, das von einer Person im Laufe ihres Lebens benutzt werden kann. Um dieses Werkzeug gut nutzen zu können, sind nach Ansicht des Neurowissenschaftlers, Arztes und Psychotherapeuten Joachim Bauer, geboren 1951, frühe positive Beziehungserfahrungen bedeutsam. Neugeborene, Kinder und eine Zeit lang auch Jugendliche sind darauf angewiesen, gute zwischenmenschliche Erfahrungen geschenkt zu bekommen (Bauer, 2008, S. 54–55).

Der 1952 geborene Theologe und Psychotherapeut Roland Mahler definiert das Gewissen als *„ein subjektives, inneres Urteil des Individuums im Blick auf eigene vergangene, aktuelle und künftige Tätigkeiten und Verhaltensweisen."* Das auf diesem Urteil beruhende Handeln ist *„moralisch"*, weil *„zentrale kollektive Normen der Gemeinschaft für das Tun des einzelnen Menschen leitend sind."* Mit Moral ist *„ein für das Individuum maßgebendes System von verbindlichen Sollensregeln"* gemeint, so Mahler (2009, S. 32). Gewissensarbeit ist für die Selbstidentifikation einer Person wichtig, vor allem in komplexen sozialen und ökonomischen Prozessen. Bleibt sie aus, kommt es zu einer latenten Verunsicherung der Ich-Struktur bzw. zu einer negativen Selbstbewertung. Wer handelt, stellt sich hinsichtlich Absicht, Vollzug und Konsequenzen vor seiner Integrität und derjenigen seines Umfeldes infrage und riskiert gar einen Widerspruch in der Selbstwertstruktur, umgangssprachlich als „schlechtes Gewissen" bezeichnet (Mahler, 2009, S. 31). Das „personale Gewissen" stellt eine spezifische Relation zwischen den allgemeinen moralischen Regeln und der subjektiven Handlungsbegründung her. Während sich eine moralische Deutung des Gewissens vor allem auf die soziale Norm als handlungsleitende Instanz bezieht, steht beim personalen Gewissen die einzigartige Stellungnahme einer Person zu den situativen Bedingungen und Ansprüchen gegenüber (ebd., S. 33).

Ist oder wird jemand erst eine „gewissenlose tyrannische Person?"

Bereits Kinder in jungen Jahren können zu scheinbar gewissenlosen Tyrann*innen mutieren, so sie machtvolle Vorbilder haben, die sie lehren, dass der persönliche Vorteil nur durch Egozentrismus und Rücksichtslosigkeit anderen gegenüber zu erreichen ist. Ich denke hierbei an einen etwa 7-jährigen Jungen, den ich in einem Hallenbad beim Spielen mit anderen Kindern beobachtete. Er hatte ein ausgeprägtes feindseliges und aggressives Gehabe, so als würde er beim Zufügen von Schmerz an anderen selbst die größte Freude empfinden. Jegliche Mitempfindungsfähigkeit konnte er entweder erst gar nicht entwickeln oder er verlernte sie wieder, womöglich um in seinem sozialen Umfeld überleben zu können.

Aus entwicklungspsychologischer Sicht gilt gesichert, dass die moralische Urteilsbildung eine in der Kindheit und über mehrere Jahre hinweg entwickelte Fähigkeit ist. Die Gewissensinstanz bildet sich im Zuge des mühevollen und störanfälligen kindlichen Sozialisationsprozesses heraus. Drei nachhaltig bedeutsame psychoanalytische Konzepte zur Gewissensbildung werden folgend dargelegt, jenes von Sigmund Freud, Jean Piaget und Lawrence Kohlberg.

Das Konzept des Über-Ich von Sigmund Freud repräsentiert die elterliche Gewissensinstanz

Sigmund Freud verwies auf das Über-Ich als eine Gewissensinstanz, die durch die Verinnerlichung elterlicher Gebote und Verbote charakterisiert ist. Damit ist die Angleichung eines Ichs an ein fremdes gemeint (Bassler, 2004, S. 3). Im Laufe der Kindheit bildet sich unter dem von Abhängigkeit geprägten Einfluss der Eltern das Über-Ich aus, das sich vom Ich absondern oder sich ihm entgegenstellen kann. Die Einzelheiten der Beziehung zwischen Ich und Über-Ich werden aus der Zurückführung auf das Verhältnis des Kindes zu seinen Eltern verständlich. Dabei werden das persönliche Wesen, die Familien- und Volkstradition wie auch die Anforderungen des jeweiligen sozialen Milieus wirksam. Im Zuge der individuellen Entwicklung übernimmt das Über-Ich nach und nach Beiträge von anderen Ersatz- und Bezugspersonen (Freud, 1940 [Niederschrift 1938]). Aus freudscher Perspektive stellt das Über-Ich bzw. das Gewissen eine ermahnende Macht über das Ich dar, weil es maßgeblich aus der Identifizierung mit den Eltern entstanden ist. Die meisten Menschen fühlen sich schuldig, wenn das Über-Ich sie anklagt. Neben den bewussten Schuldgefühlen gibt es auch unbewusste, deren Auswirkungen vielfältig sein können, z. B. Depressivität, Unruhe oder Ängstlichkeit. Kinder von Eltern mit einem strengen Erziehungsstil haben eher ein rasch und streng reagierendes und urteilendes Gewissen, wobei nicht nur die normativen und verbalisierten elterlichen Gebote, sondern, und das viel nachhaltiger, die Beziehung zu den Eltern prägend ist. Auf der positiven Seite sind das Liebe, Fürsorge und Wertschätzung, auf der negativen Seite sind das emotionelle bzw. körperliche Vernachlässigung. Besonders die negativen Beziehungsaspekte von Heranwachsenden zu ihren Eltern begünstigen, dass sie sich nicht mit den positiven elterlichen Wertvorstellungen identifizieren können, wodurch sich das Risiko einer dissozialen Entwicklung bei gering entwickeltem Gewissen erhöht. Eine überstrenge Gewissensinstanz kann unangemessene Schuldgefühle auslösen. Dies ist beispielsweise dann der Fall, wenn eine Person nach dem Tod eines geliebten Menschen Erleichterung empfindet und diese emotionale Realität nicht mit dem Gewissen vereinbaren kann. Die Folge könnte ein pathologischer Trauerprozess sein. Auch religiös geprägte Menschen erleben beispielsweise dann eine Gewissenslast, wenn sie religiöse Normen als Ausdruck des göttlichen Willens interpretieren, den es unbedingt zu erfüllt gilt, und dabei die persönliche Biografie völlig außer Acht lassen (Bassler, 2004, S. 3–4).

Das moralische Entwicklungsmodell von Jean Piaget

Laut dem Entwicklungspsychologen Jean Piaget, 1896–1980, ist die moralische Entwicklung ein Reifungsprozess, der zwar in biologisch grundlegenden Phasen verläuft, jedoch von Umwelteinflüssen nicht gänzlich unbeeinflusst ist. Um die moralische Urteilsbildung wirksam zu stimulieren, ist das pädagogische Einwirken auf eine heranwachsende Person unverzichtbar. Weniger das Handeln der Erwachsenen ist hierfür ausschlaggebend, vielmehr die Interaktion mit Gleichaltrigen im Gruppengefüge, weil dann das egozentrische Denken überwunden werden kann, was eine Voraussetzung für die Entwicklung der sozialen Moral bildet.

Piaget definiert drei Stadien der Entwicklung von Moralität: (Bassler, 2004, S. 4–5)

Erstes Stadium: die heteronome Moral, die „Autoritätsmoral"

Etwa bis zum siebten Lebensjahr ist das moralische Verhalten von Kindern durch die Einhaltung vorhandener Regeln und Gebote bestimmt, die gleichsam als Teil der objektiven Umwelt gesehen werden. Was richtig oder falsch ist, entspricht den Bewertungen der erwachsenen Autoritäten.

Wird richtiges Verhalten belohnt, falsches Tun bestraft, verstärkt sich diese Denkweise.

Zweites Stadium: die wechselseitige Moral, die „Solidaritätsmoral"

Ungefähr bis zum zwölften Lebensjahr wird das moralische Handeln von Kindern von der elterlichen Autorität unabhängiger. Bislang als selbstverständlich geltende Regeln werden nun kritisch hinterfragt und als soziale Vereinbarungen verstanden, die veränderbar sind und keinem Muss unterliegen. Nun begründet nicht mehr die Erwachsenenautorität die Regeln, sondern soziale Gleichheit und Wechselseitigkeit legen ihre Gültigkeit fest, weshalb auch von „Gleichheitsmoral" und „Solidaritätsmoral" gesprochen wird. Sehr bedeutsam ist in diesem Stadium der soziale Austausch mit Gleichaltrigen.

Drittes Stadium: die „unterscheidende Gerechtigkeit"

Etwa ab dem zwölften Lebensjahr werden moralische Regeln mit der wachsenden Einsicht in die subjektive Bedingtheit bzw. situative Verschiedenheit erneut hinterfragt. Die Jugendlichen erforschen die unterschiedlichen Absichten hinter den (Fehl-)Handlungen. Ein moralisches Urteil wird vor allem auf Basis des Gerecht-Seins im Hinblick auf die Umstände gefällt, weshalb Regeln flexibel zum Einsatz kommen.

Das moralische Entwicklungsmodell von Lawrence Kohlberg

Ausgehend von Piagets Unterscheidung zwischen heteronomer, wechselseitiger und unterscheidender Moral unterscheidet der US-amerikanische Sozialpsychologe Lawrence Kohlberg, 1927–1987, drei Ebenen mit je zwei Stufen der Moralentwicklung. Durch die zunehmende Ausdifferenzierung von kognitiven Strukturen kann die lernende Person ein bestimmtes Problem auf einer höheren Entwicklungsstufe moralischer Urteilsfähigkeit lösen.

Kohlberg befragte Jugendliche im Alter zwischen 10 und 16 Jahren, wie sie ihre Entscheidungen bei moralischen Dilemmata rechtfertigen würden. Er konfrontierte die jugendlichen Menschen mit folgender Situation: Nur ein einziges Medikament könnte einer sterbenden Frau das Leben retten. Der Apotheker, der das Medikament herstellt, verlangt dafür einen 10 Mal höheren Preis, als ihn die Herstellung des Arzneimittels kostet. Der in Armut lebende Ehemann der Erkrankten kann den vom Apotheker geforderten Geldbetrag jedoch nicht bezahlen, auch nicht mithilfe der finanziellen Unterstützung seiner Freunde. Er bittet den Apotheker, ihm die Arznei zum halben Preis zu verkaufen, was dieser ablehnt. Daraufhin bricht der Mann in das Labor des Apothekers ein und stiehlt das Medikament.

Die Reflexionsfragen an die Jugendlichen lauteten:

◊ *Hätte der Mann das Medikament stehlen sollen?*
◊ *Würde sich der Mann der Erkrankten anders verhalten, wenn er seine Frau nicht lieben würde?*
◊ *Was wäre, wenn die Sterbende dem Mann fremd gewesen wäre?*
◊ *Angenommen, die Frau verstirbt, weil sie das lebenserhaltende Medikament nicht bekommt. Sollte der Apotheker dann wegen Mordes verhaftet werden?*

Anhand der Analyse der Ergebnisse formulierte Kohlberg drei Ebenen mit jeweils zwei Stufen: (Kohlberg, 1996, S. 126–132)

Erste Ebene: „vor- oder präkonventionelles Niveau"

Der Beweggrund für moralische Entscheidungen liegt in der Vermeidung möglicher Strafen, im Gehorsam gegenüber Autoritäten sowie in der Durchsetzung eigener Interessen. Auf die Interessen anderer wird lediglich in Wechselwirkung mit den eigenen Interessen Rücksicht genommen. Gesellschaftliche Normen bleiben weitgehend unberücksichtigt. Vor allem Grundschulkinder rechtfertigen ihr Handeln und Unterlassen auf diesem Niveau.

Erste Stufe: Ob eine Handlung gut oder böse ist, wird auf der Grundlage von Gehorsam und Bestrafung eingeschätzt: „Wird mein Handeln belohnt oder bestraft?" Hat ein Kind beispielsweise Angst vor der Strafe einer elterlichen Person, würde es sich beim Geschwisterstreit passiv verhalten.

Zweite Stufe: Das Handeln soll primär die Eigeninteressen erfüllen: „Welchen Nutzen kann ich für mich erwarten?" Sobald ein Kind einschätzen kann, dass es eines Tages selbst zum Opfer werden könnte, schreitet es helfend ein. Jedoch tut es das nicht aus Mitgefühl, sondern um vorzusorgen, sollte es selbst in einer misslichen Lage sein und Hilfe von anderen benötigen.

Zweite Ebene: „konventionelles Niveau"

Die Moral orientiert sich an dem, was die Gesellschaft für richtig erachtet. Ob Moralvorstellungen fair oder angemessen sind, wird erst gar nicht infrage gestellt, weil das moralische Urteil in den sozialen Erwartungen begründet liegt. Die meisten Jugendlichen und Erwachsenen handeln auf diesem Niveau.

Dritte Stufe: Bedeutsam ist die Konformität mit nahen Bezugspersonen: „Was denken die anderen von mir?" Das Kind orientiert sich an den

Interessen seiner Sozialpartner*innen, insbesondere an denen von Mitgliedern der Herkunftsfamilie. Ein Beispiel: Ein Kind beobachtet eine Rauferei und möchte dem schwächeren Kind helfen. Weil jedoch alle anderen nur zuschauen, tut es das auch. In dieser Weise bringt es zum Ausdruck, dass es die Identität der Gemeinschaft bejaht.

Vierte Stufe: Dem sozialen Ordnungs- und Rechtssystem gerecht zu werden, ist das oberste Gebot: „Wie kann ich dazu beitragen, Ordnung und Recht zu schützen?" Der Kreis wichtiger Bezugspersonen weitet sich auf übergreifende Systeme aus, z. B. auf die Staaten- und Religionsgemeinschaft. Ein Beispiel: Die Lehrperson lässt verlauten, dass Kämpfe unter Auszubildenden untersagt und Regeln für ein geordnetes und harmonisches Zusammenleben einzuhalten sind.

Dritte Ebene: „postkonventionelles Niveau"

Auf der postkonventionellen Ebene weiß eine Person, dass Systeme, in denen Menschen agieren, kompliziert und veränderbar sind. Regeln, etwa Systemregeln, können infrage gestellt und missachtet werden, falls sie der eigenen Moral widersprechen. Lösungen werden nicht mehr aus Egozentrismus, sondern auf Basis von Mitgefühl angestrebt. Einige wenige Erwachsene setzen sich auf postkonventionellem Niveau mit Handlungsmaximen auseinander.

Fünfte Stufe: Utilitaristische Überlegungen gewinnen an Bedeutung und eine Maximierung dieses Nutzens wird angestrebt. Das demokratische Modell rückt bei der Entscheidungsfindung in den Fokus: „Dient eine Regel wirklich allen Mitgliedern einer Gemeinschaft?" Beispielsweise werden Menschenrechte als unumstößlich angesehen.

Sechste Stufe: Zentral ist die Suche nach universellen ethischen Prinzipien: „Welche abstrakten ethischen Prinzipien dienen meinem Verständnis von Gerechtigkeit?" Diese Stufe konnte durch empirische Untersuchungen kaum belegt werden und wurde auch von Kohlberg mehrfach umformuliert.

Zusammenhang zwischen Gewissensbildung und Intelligenz bei Kindern

Forschende des Leibniz-Instituts für Bildungsforschung und Bildungsinformation in Frankfurt (DIPF, o. J., o. S.) untersuchten 129 Sechs- bis Neunjährige. Nachdem die Kinder einen standardisierten Intelligenztest zur Feststellung des IQ durchlaufen hatten, wurden ihnen Bildergeschichten gezeigt, in denen die Hauptfiguren moralische Regeln brechen, z. B. mit einem bedürftigen Kind etwas nicht zu teilen, die Süßigkeiten von Gleichaltrigen zu stehlen oder jemanden zu hänseln. Danach sollten die Kinder die Taten nicht nur nach den Kategorien „in Ordnung" oder „nicht in Ordnung" bewerten, sondern sich zusätzlich in die Rolle der Opfer und der Täter*innen einfühlen. Kennziffern für moralisches Empfinden wurden abgeleitet und mit den IQ-Werten verglichen, wobei verschiedene statistische Verfahren angewendet wurden. Die Forschenden kamen zu dem Ergebnis, dass sich das kindliche moralische Denken unabhängig von der Intelligenz entwickelt: *„Für die Lebensphase während der Grundschule konnten wir keinen Einfluss der Intelligenz auf das moralische Denken von Kindern, also auf ihre moralischen Urteile und Gefühle, feststellen"* (Stirm, 2017, o. S.), so die hautverantwortlich Forschende Hanna Beißert, weshalb gefolgert werden kann, *„dass auch besonders intelligente Kinder die gleiche Unterstützung in ihrer Moralentwicklung brauchen, wie ihre weniger intelligenten Altersgenossen"* (Beißert & Hasselhorn, 2016, S. 1).

Unterstützung von Kindern bei der Gewissensbesinnung

Wie die Konzepte der Gewissensbildung nach Freud, Piaget und Kohlberg zeigen, durchleben Kinder und Jugendliche bestimmte Phasen in der Ausbildung ihrer Wertekompetenz bzw. ihrer ethischen Kompetenz. Hilfreich erweisen sich hierbei Mentor*innen, das sind verlässliche und vertrauenswürdige Personen, die den Kindern zur Seite stehen, in deren Anwesenheit sie sich öffnen, vorbehaltlos und frei reden können, und die für sie Zeit haben. Wann immer Kinder etwas bedrückt, etwa ein Gefühl der Benachteiligung in der Familie, Schule oder im Freundeskreis, über das sie zu Hause nicht reden wollen oder können, haben sie die Möglichkeit, sich der Mentorin/dem Mentor anzuvertrauen. Diese unterstützen die Heranwachsenden dabei, zwischen realer Schuld und Schuldgefühl, zwischen Absicht, Fahrlässigkeit und Schicksalshaftigkeit zu unterscheiden, die eigene Verantwortung und die Folgen für die Betroffenen einzuschätzen, nach individuellen Möglichkeiten der Wiedergutmachung von Schuld zu suchen, eigene moralische Maßstäbe zu erkennen, zu entwickeln und zu reflektieren.

Weil Kinder vor allem durch Rückmeldungen ihrer Bezugspersonen und vom „Lernen am Modell" profitieren, brauchen sie einfühlsame Gesprächspartner*innen, um für moralisch gut und richtig befundene Verhaltensweisen die entsprechenden Substantive formulieren zu lernen, z. B. Glaubwürdigkeit oder Loyalität. Heranwachsende sollten lernen, bei (vermeintlichem) Fehlverhalten anderer mit dem nötigen Zartsinn nach deren Beweggründen zu fragen, anstatt dem Gekränkt-Sein ungezügelt freien Lauf zu lassen und jedem seine Meinung ins Gesicht zu schleudern.

Der Fokus der Aufmerksamkeit der Begleitenden liegt im Wahrnehmen und Würdigen dessen, was gelungen ist, dies kann auch das ehrliche Bemühen um einen guten Ausgang sein. Meine Vision ist, dass Kinder und Jugendliche eines jeden sozialen Standes die Möglichkeit bekommen, kostenfrei eine Mentorin oder einen Mentor zu wählen, so sie dies wollen. Sie brauchen in der Regel keine Psychotherapie; gar würden sie sich pathologisiert fühlen, was einer gesunden psychischen Entwicklung entgegenstehen würde.

In öffentlichen Einrichtungen wie Kindergärten und Schulen sollte es Strukturen geben, in denen das Wirken in der Gemeinschaft gezielt, auch spielerisch, reflektiert wird, wo sie positives Feedback bekommen und lernen, anderen konstruktive und erbauende Kommentare zu geben. Ebenso wichtig ist, dass Kinder und Jugendliche eine Sprache für das bekommen, was sie emotional berührt. Wer sich verbal ausdrücken kann, dem ist es auch möglich, sein Erleben zu teilen, und diese Person ist weniger gefährdet, in Einsamkeit und Suizidalität abzudriften. Immerhin ist weltweit der Suizid die zweithäufigste Todesursache unter den 15- bis 29-Jährigen (Stiftung Deutsche Depressionshilfe, 2021, o. S.). Es braucht ein gesamtgesellschaftliches Bewusstsein dafür, dass Erwachsene gegenüber den nachkommenden Generationen eine Vorbildwirkung haben, weshalb auch sie sich von den Kindern hinterfragen lassen sollten. Kinder lernen dadurch, dass alle Menschen Fehler machen, und noch viel wichtiger, dass alle Menschen die Möglichkeit haben, auf Fehler „menschlich" reagieren zu können, also versöhnlich und nach Wiedergutmachung strebend. Ein Kind, das mutwillig eine Sandburg zerstört, soll dazu angehalten werden, sich in das Erleben des anderen Kindes einzufühlen und darüber nachzudenken, mit welchem Verhalten es die Kränkung des anderen Kindes und den angerichteten Schaden ausgleichen könnte. Es soll mit den Folgen seines Verhaltens konfrontiert werden. Es ist unerlässlich, dass das Kind seine Schuldhaftigkeit spürt, um nicht etwa eine Entschuldigung nur der Autoritätsperson zuliebe auszusprechen, die ihm eine solche gewissermaßen „abpresst". Die Erfahrung, dass durch eine ehrlich gemeinte Entschuldigung Versöhnung und Neubeginn möglich werden und Beziehungen sich dadurch sogar intensivieren können, ist auch für das spätere Leben und für den Umgang mit sich selbst essenziell. Wer sich ein Versagen nicht verzeihen kann, wird bald auch zu sich selbst eine unerbittlich hartherzige Haltung einnehmen, mit der es sich auf Dauer nicht gut leben lässt. Lebensbegleitung kommt ohne negativ machtausübende Autorität aus und muss implizieren, dass sich Erwachsene genauso, falls nötig, für ein Fehlverhalten bei den Kindern und Jugendlichen entschuldigen.

Berufungsentfaltung schützt vor geistiger Verwahrlosung

Um einer späteren geistigen Verwahrlosung vorzubeugen, ist es bereits vom Kleinkindalter an bedeutsam, unermüdlich nach jenen freude- und sinnvollen Aufgaben zu forschen, für die sich Kinder und Jugendliche begeistern können. Als Gesellschaft dürfen wir keine Chance ungenutzt lassen, damit junge Menschen mit ihren Berufungen in Berührung kommen können. Auch wenn das Musikinstrument, für das sich ein Kind anfänglich begeisterte, sich nicht als „das Richtige" herausstellt, soll die Möglichkeit bestehen, andere Wege der Musikalität kennenzulernen. Die heranwachsenden Generationen brauchen angesichts der Fülle an Herausforderungen, vor denen sie stehen, Begleitung, um das je einzigartige Person-Sein uneingeschränkt entfalten zu können. Die Entfaltung der eigenen Berufung stärkt zugleich die Werthaltung.

Sponsel (2017, o. S), ein in der Sozial- und Psychotherapie von normativ devianten Personen tätiger Diplom-Psychologe betont, dass die Gewissensbildung nicht nur in der Kindheit und Jugend erfolgt, sondern ein
lebensbegleitender Prozess ist. Primär sollte die Behandlung am ursäch-
lichen Grund der Delinquenz angestrebt werden, weil dadurch nicht nur
humanistische, sondern auch gesamtgesellschaftliche Interessen ge-
wahrt werden. Er typologisiert folgende Gewissensverfehlungen bei Straftäter*innen: (Sponsel, 2017, o. S)

Menschen können eine *„Gewissens-Minderung"* aufweisen, die bis hin
zur völligen Gewissenlosigkeit reichen kann. Die seelisch-geistigen Funk-
tionen, die eine Gewissensbildung ermöglichen, sind gestört bzw. wurden
sie ungenügend gefördert. Das Einhalten von Normen, Regeln, Ge- und
Verboten fällt dann schwer, wenn sie den inneren Bedürfnissen und Zielen entgegenstehen. Störungen aus dem affektiven und/oder kognitiven
Bereich oder eine fehlende Regulierung durch die Umwelt liegen diesem
Typus beispielhaft zugrunde.

Bei der *„Gewissens-Abweichung"* oder beim Vorliegen einer *„anderen Gewissensbildung"* stimmen die individuellen Normen, Ge- und Verbote des
Gewissens nicht mit den gesellschaftlichen überein, was bis zu einem
gewissen Grad als normal angesehen werden kann. Eine Gewissens-Abweichung begünstigt beispielsweise die Bildung von Subkulturen, Banden
und radikal-ideologischen Gruppen. Abwehr- bzw. Neutralisationsmecha-
nismen fördern die *„Gewissens-Abwehr",* wodurch es zur (teilweisen)
Verfälschung bzw. Umdeutung der eigenen oder äußeren Wirklichkeit
kommt, um sie mit den eigenen Bedürfnissen und Werten in Übereinstim-
mung zu bringen. Einer der häufigsten Abwehrmechanismen ist das *Ab-
streiten,* um sich einer Verantwortung zu entziehen. Fühlt man sich dazu
gezwungen, die Untat einzuräumen, greift das *Bagatellisieren.* Auch die
Rationalisierung kann wirksam sein, indem die ursprünglichen Motive ver-
leugnet werden und man ohnehin „nur" einen Denkzettel oder eine Lektion erteilen und eine ausgleichende Gerechtigkeit erwirken wollte. Bei
einer *„Motivverleugnung durch Abspaltung"* werden zentrale Aspekte der
Wirklichkeit nicht mehr wahrgenommen und ein angemessener Umgang
damit ist unmöglich. Sponsel (2017, o. S.) definiert überdies vier grundlegende Behandlungspfade: die Erzeugung eines Gewissens, die Umstrukturierung eines anderen Gewissens, die Stärkung des Gewissens
durch Abbau der Abwehr und die Stärkung der Ich-Kontrolle durch Auf-
hebung der Abspaltung. In der Regel erweisen sich Kombinationen meh-
rerer Behandlungsstrategien als wirksam.

Folgen unzureichender Gewissensbesinnung am Beispiel der Mordserie von Lainz und der Coronapandemie

Die Auswirkungen einer unzureichenden Gewissensbesinnung, ebenso von Langeweile und des Unvermögens, in herausfordernden Zeiten aktiv nach sinnstiftenden Bewältigungswegen zu suchen, können fatal und menschenunwürdig sein. Viele Fragen stellen sich: Wie ist es möglich, dass es innerhalb eines Krankenhauses zu einer Mordserie kommt, etwa wie jene in Lainz oder in Delmenhorst und Oldenburg, obwohl es konkrete Verdachtsmomente gab und viele etwas ahnten?

Die Mordserie von Lainz

1988 wurde Österreich durch eine menschliche Katastrophe im Krankenhaus Lainz in Wien-Hietzing erschüttert. Die vier Stationsgehilfinnen Waltraud Wagner, Irene Leidolf, Stefanija Meyer und Maria Gruber töteten geriatrische und multimoribunde Menschen. Wenn auch Todesfälle im entsprechenden Pavillon alltäglich waren, so löste das gehäufte Sterben während der Schichten von Wagner nicht nur makabre Späße, sondern auch ernsthafte Besorgnis aus. Im April 1988 erzählte eine Hilfsschwester einem Arzt von dem Gerücht, dass auf „Station D" alte Menschen mit Rohypnol® ruhiggestellt werden. Der Bericht wurde an den ärztlichen Leiter des Krankenhauses weitergeleitet, woraufhin dieser Anzeige erstattete. Eine erste Autopsie blieb ergebnislos. Die Polizei stieß bei ihren Befragungen auf der Station auf Schweigen, woraufhin die Ermittlungen eingestellt wurden.

Ein Jahr später, am 7. April 1989, wurde ein weiteres Mal Anzeige erstattet, diesmal vom leitenden Stationsarzt. Bei zwei Patienten war auf unerklärliche Weise der Blutzuckerspiegel stark abgesunken, was den Verdacht auf eine hoch dosierte Gabe von Insulin erhärtete. Es kam daraufhin zur Festnahme der vier Hilfsschwestern. Sie gestanden, dass sie zahlreichen Menschen, angeblich aus Mitleid, tödliche Dosen von Rohypnol® und Insulin verabreicht hatten. Vor Gericht zeigten sie allesamt keine Reue. Dem stand jedoch die Tatsache gegenüber, dass nicht alle Getöteten im Sterben lagen bzw. nicht alle litten unter belastenden Symptomen. Qualvoll kamen sie durch eine Methode ums Leben, die von den Angeklagten als „Mundpflege" bezeichnet wurde, ein grausames Detail, das die schwachen Rechtfertigungen der Angeklagten vor Gericht zerbröckeln ließen. Dabei drückten die Hilfsschwestern ihren wehrlosen Opfern mit einem Spatel die Zunge nach unten und flößten ihnen Wasser ein.

Auf diese Weise kann Wasser nicht mehr geschluckt, sondern muss eingeatmet werden. Manchmal entschieden die Hilfspflegerinnen während einer Rauchpause, wer an diesem Tag sterben sollte. Frau Wagner: *„Wer mich ärgert, bekommt ein Gratisbett beim lieben Gott"* (Kronbichler, 2019, o. S.).

Bei den exhumierten Leichen wurden Rückstände der Schlaf- und Beruhigungsmittel Rohyponol® und Dominal® festgestellt. Die Obduktionsberichte wiesen jedoch allesamt plausible Todesursachen auf. Frau Wagner gestand 49 Morde. Im Januar 1991 wurden Frau Wagner und Frau Leidolf zu lebenslanger Haft verurteilt, Frau Meyer zu zwanzig und Frau Gruber zu zwölf Jahren Freiheitsstrafe. Inzwischen haben alle Frauen ihre Haftstrafe abgebüßt.

Welche Umstände begünstigten diese menschliche Tragödie?

Zu dieser Zeit war das österreichische Gesundheitswesen noch mit der Aufarbeitung des AKH-Bauskandals beschäftigt. Überhaupt wies das Spitalwesen gravierende Mängel auf. Es fehlte an medizinischem und pflegerischem Personal. Weil sich Ärztinnen und Ärzte mit der Fülle an Aufgaben im Nachtdienst überfordert fühlten, instruierten und erlaubten sie auch nicht genügend qualifiziertem Personal die Gabe von Injektionen, entgegen der gesetzlich verankerten Anordnungsverantwortung.

Das Hilfspersonal ignorierte ebenfalls den gesetzlich definierten Kompetenzbereich, vor allem durch das Außerachtlassen der Durchführungsverantwortung. Patient*innen wurden unkontrolliert Injektionen verabreicht, ohne deren Applikation gegenüber den mit der Leitung des Pflegedienstes betrauten Personen mitzuteilen bzw. diese ordnungsgemäß zu dokumentieren (Kronbichler, 2019, o. S.).

Diese Tragödie zeigt eindrücklich, wie notwendig das Vorhandensein von Kommunikationsstrukturen und der offene intra- und interdisziplinäre Dialog ist, etwa im Rahmen von Supervision, um bedenkliche Entwicklungen im Kern zu erfassen und gemeinsam nach Lösungen zu suchen. Nicht nur die Kommunikation in Gruppen ist bedeutsam! Menschen in Führungspositionen benötigen neben der fachlichen Expertise unbedingt auch empathische und kommunikative Kompetenzen. Sie brauchen überdies die Bereitschaft und Fähigkeit zur fortlaufenden kritischen und kriteriengeleiteten (ethischen) Reflexion von Abläufen innerhalb einer Organisation. Wo Menschen arbeiten, sind auch bedenkliche und gefährliche gruppendynamische Prozesse im Gange, wie im Experiment von Stanley Milgram (1963 & 1974) oder im Experiment nach Solomon Asch (1955 & 1956) bewiesen, siehe Kapitel „Sozialpsychologische Experimente

nach Milgram und Asch". Unverzichtbar sind Vorgesetzte, die einen ge-
schützten und vertraulichen Gesprächsrahmen anbieten, in dem vorbehaltlos intuitive Wahrnehmungen angesprochen werden dürfen, ohne
Angst haben zu müssen, als Verräter*innen bloßgestellt zu werden.

Fehlende Qualitätskontrollen im Zusammenhang mit chronischer Über-
lastung begünstigen einen derartigen Hergang wie im Krankenhaus
Lainz. Abgesehen von den strukturellen Arbeitsbedingungen gab es viele
Warnhinweise, etwa die Intuition der Angestellten, dass etwas nicht
stimmt und aus dem Ruder läuft. Mechanismen zur Abwehr der Angst
vor Mitschuld kamen durch „schwarzen Humor" über die Geschehnisse
auf Station D und durch das tabuisierende Schweigen des betreuenden
Teams bei den ersten polizeilichen Ermittlungen zum Tragen. Die Täterinnen hatten das Morden längst zu einer „normalen Pflegehandlung" erklärt, mit dem Beigeschmack von Zynismus und Lust, um eigene Macht-
und Überlegenheitsbedürfnisse zu befriedigen. Außerplanmäßige Geschehen mündeten in Gerüchten, denen viel zu lange nicht mit der entsprechenden Sorgfalt nachgegangen wurde.

Dem von Menschenhand herbeigeführten Grauen konnte etwas Gutes
entgegengestellt werden: Wenn schon die Täterinnen keine Reue zeigten,
so wurde ernsthaft und mit einer umfassenden Reform des Pflegewesens
auf diese Tragödie reagiert. Bis 1992 stieg im Krankenhaus die Zahl der
Ärztinnen und Ärzte um 15 %, die der diplomierten Pflegepersonen um
10 % und die der Abteilungshelfenden um 120 %. Zudem wurden eine
Ethikkommission und ein Gremium für die Gewährleistung der Humanität
im Krankenhaus eingerichtet. Qualitätssicherungsstandards und -kontrol-
len wurden eingeführt. 2011 verfilmte der Regisseur Peter Kern das
Drama. Der Film trägt den Titel „Die Mörderschwestern".

Die Morde von Delmenhorst und Oldenburg

Nils Högel war ein diplomierter Gesundheits- und Krankenpfleger, der in
den Krankenhäusern Delmenhorst und Oldenburg im Zeitraum von 1999
bis 2005 bei mehr als 100 Patient*innen, die auf der Intensivstation behandelt wurden, lebensbedrohliche Herz-Kreislauf-Stillstände auslöste. Er
verabreichte den Erkrankten eigenmächtig Medikamente, um anschließend mit der von ihm professionell durchgeführten Reanimierung vor der
Kollegenschaft zu prahlen. Seine vielen Opfer verloren dadurch ihr Leben.
Auch dieser Fall brachte Schwachstellen im Klinikwesen zutage. Seine
Kolleg*innen schöpften zwar Verdacht, schritten aber trotz konkreter Hin-
weise auf gezielt herbeigeführte Gesundheitskrisen zu lange nicht ein
(Stratenschul, 2018, o. S.). Obwohl ein Oberarzt der Klinik Delmenhorst
Verdachtsmomente auf mögliche weitere Fälle vorlegte, wurden diese

vorerst nicht weiterverfolgt. Neben der Prahlerei dürfte Langeweile ein zentrales Motiv für diese Mordserie gewesen sein.

Auch bei dieser Tragödie reagierten Menschen in sinnstiftender Weise. Die Regisseurin Julia Roesler wollte mit einem Theaterstück, der Titel lautet „Überleben", den Hinterbliebenen der Opfer von Niels Högel einen Raum und eine Stimme geben. Außerhalb des Gerichtssaals sollte es einen weiteren öffentlichen Bereich für die Auseinandersetzung mit den Klinikmorden und mit dem menschlich Unfassbaren geben. Die Sorge der Hinterbliebenen, dass die Serienmorde als Unterhaltungsprogramm theatralisch aufbereitet auf die Bühne des Oldenburgischen Staatstheaters kommen könnten, wurde bald entkräftet, weil das Projekt mit großer Ernsthaftigkeit realisiert wurde.

Coronapandemie: Bevölkerungen zwischen Akzeptanz und Verweigerung

Welche Umstände führen dazu, dass Menschen während der Coronapandemie jegliche Maßnahmen zum Eigenschutz und zum Schutz vor Ansteckung anderer entweder beachten oder ignorieren? Welche Rolle kommt dabei der Staatsform, kommen den sozio-kulturellen und biografischen Einflüssen zu? Die Antwort auf die aktuell emotional diskutierte Frage, ob „Corona-Verweigernde" denn kein Gewissen haben, ist aus logotherapeutischer Sicht mit „Nein" zu beantworten.

Die Allerwenigsten blieben von der Pandemie unberührt oder genossen dadurch erhebliche (wirtschaftliche) Vorteile. Weil Personen geistige Wesen und daher der Selbstdistanzierung fähig sind, können sie eigene Bedürfnisse hintanstellen, und, falls nötig, sogar darauf verzichten, um beispielsweise zur Gesunderhaltung von anderen beizutragen. Die Abweichungen vom Gewohnten, etwa die nächtliche Ausgangsbeschränkung oder die Unmöglichkeit, eine Fernreise anzutreten, können dazu genutzt werden, andere und völlig neue Aktivitäten zu ergreifen. Viele Menschen wurden in diesen Monaten kreativ, erschlossen neue Interessensgebiete oder übernahmen Unterstützungsdienste zugunsten des gemeinschaftlichen Wohlergehens.

Man denke nur an den 19-jährigen Kai Lanz, der die Non-Profit-Organisation „Krisenchat", ein kostenloses Online-Seelsorge-Angebot über WhatsApp für Jugendliche unter 25 Jahren gründete, das innerhalb von wenigen Monaten von mehr als 15.000 Hilfesuchenden genutzt wurde (Krisenchat gemeinnützige UG, 2020, o. S.). Um vor allem benachteiligten Menschen eine Freude trotz pandemiebedingter Einschränkungen vom Coronaalltag bieten zu können, gründeten Sophie Maria Ammann und Alexander Altomirianos das mobile „TUR TUR Theater" (o. J., o. S.), um ein weiteres Beispiel zu nennen. Sie schrieben das 2-Personen-Stück „Hans im Glück", eine moderne Interpretation des grimmschen Märchens. Sie schenkten damit den Menschen humorvolle Stunden der Leichtigkeit, um von den Problemen des Alltags etwas Abstand nehmen zu können.

Die Reaktionen der Bevölkerungen im Umgang mit der Pandemie sind höchst unterschiedlich. Sie reichen von der (kritischen) Akzeptanz, etwa in der Volksrepublik China, bis hin zur rigorosen Leugnung der Gesundheitskrise, wie dies Anfang 2021 in Brasilien der Fall war.

Volksrepublik China

In der chinesischen Provinz Hubei standen 60 Millionen Menschen unter Quarantäne. In der Stadt Qingdao wurden wegen 12 bestätigter SARS-CoV-2-Fällen neun Millionen Menschen auf eine möglicherweise vorliegende SARS-CoV-2-Infektion getestet. Die kommunistische Partei China überwachte die Einhaltung der Ausgehverbote durch strenge lückenlose digitale und physische Maßnahmen. Zu Regelverstößen kam es während der Pandemie nur selten; die Menschen hielten sich an die Anordnung der Regierung.

Die Wahrung von Persönlichkeitsrechten ist in China zweitrangig, vor allem in Pandemiezeiten (Janik, 2020, o. S.). Wenn auch das in der Volksrepublik China seit 2014 geplante Social-Credit-System (SCS) noch auf sich warten lässt, es sollte 2020 in Betrieb gehen, so ist es bezeichnend für das in China vorherrschende Einparteiensystem der kommunistischen Partei Chinas, die im Staat die alleinige Macht hat und weder Gewaltenteilung noch Opposition zulässt. Mithilfe des Sozialkreditsystems will die Regierung die Bevölkerung zum gewünschten Verhalten in sozialen, wirtschaftlichen und ethisch-moralischen Bereichen motivieren. Die Lebensführung der Bevölkerung soll sich verstärkt am Gemeinwohl orientieren. Vertrauenswürdiges Verhalten wird belohnt und Abweichungen von der Norm werden sanktioniert. „Vertrauensbrecher" werden beispielsweise durch den erschwerten Zugang zu Sozialleistungen oder zu Krediten bestraft. Personen, bei denen sich herausstellt, dass sie mit dem staatlich vorgegebenen Werte- und Normenraster nicht konform gehen, werden in eine schwarze Liste aufgenommen und öffentlich bloßgestellt. Technisch soll das SCS mithilfe von vernetzten Datenbanken, digitalen Bild- und Tonaufzeichnungen, Big-Data- und Data-Mining-Analysen sowie mit Methoden der Künstlichen Intelligenz realisiert werden. Innerhalb Chinas hält sich der Widerstand gegen dieses System in Grenzen, zudem ist die Thematik des Datenschutzes nicht vordergründig wichtig. Dass China auf dem Weg ist, sich zu einem Überwachungsstaat mit „gläsernen Bürgern", ähnlich wie in Aldous Huxleys „Brave New World" (2015) zu entwickeln, ist eine starke Kritik aus dem Westen (Creemers, 2015, o. S.; IONOS SE, 2021, o. S.) und wäre hierzulande völlig undenkbar.

Brasilien

Während in China zur Bekämpfung der Ausbreitung des Coronavirus drastische Maßnahmen ergriffen wurden, blieb in Brasilien ein Großteil der Bevölkerung während der Pandemie in ihrem Verhalten unberührt, obwohl das Land im Januar 2021 weltweit, nach Indien und den USA, die meisten Todesfälle hatte. Rios weltberühmte Strände, Copacabana und Ipanema, waren in den Sommermonaten Anfang 2021 heillos überfüllt.

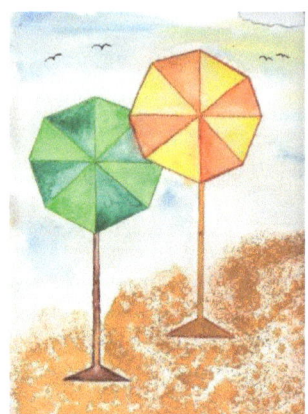

„Wir sehen keine Möglichkeit zu glauben, dass wir das Gewissen der Menschen gewinnen können", klagte die Wissenschaftlerin Chrystina Barros von der Bundesuniversität Rio de Janeiro. Zu diesem Zeitpunkt hatten die Spitäler in Brasilien ihre Kapazitätsgrenzen erreicht, die Intensivstationen waren vollbelegt, es fehlte an Sauerstoff zur Beatmung der schwer an Covid-19-Erkrankten, und die Coronamutation P.1. wurde entdeckt. Brasiliens rechtspopulistischer Staatschef Jair Bolsonaro hat die Pandemie über Monate geleugnet (Kramar, 2021, o. S.; ORF.at., 2021, o. S.).

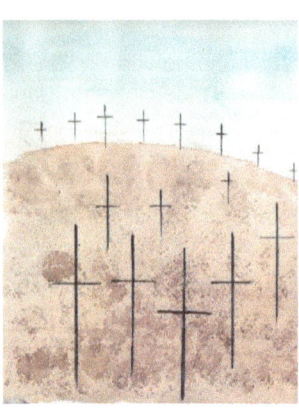

Was wir von anderen Staaten lernen können

Die in Deutschland lebende Journalistin Vanessa Vu vermutet, dass die brasilianische Bevölkerung nicht nur einer ungenügenden Selbstverantwortung unterliegt, sondern dass sie auch mit staatlicher Autorität schwer umgehen kann und sich ungern etwas „von oben" sagen lassen möchte (Vu, 2020, o. S.): *„Was ich mir wünsche, ist, jetzt in dieser besonderen Krisenlage eine bestimmte Flexibilität zu haben und zu sagen, in gewissen Bereichen werden wir uniformer handeln, als wir es sonst tun würden"* (Vu in ZDF, 2021, Minute 43:23). Wenn es um die Ursachenforschung im Hinblick auf die Disziplin der Bevölkerung in verschiedenen

Ländern geht, greift das Argument, dass sich Diktaturen mit der Bekämpfung einer Pandemie leichter tun als plurale Gesellschaften, zu kurz. Vu unternahm einen Versuch der Analyse von Strategien ostasiatischer Demokratien wie Taiwan oder Südkorea. Sie verwies unter anderem auf Ergebnisse der Medienkommunikationsforschung, wonach sich beispielsweise zu viele unterschiedliche, widersprüchliche und kleinschrittige Informationen überlagern und schließlich von der Bevölkerung nicht mehr aufgenommen werden. Eine Schlüsselkompetenz jener Länder, die erfolgreich gegen das Virus vorgegangen sind, lag in einer raschen und unmissverständlichen Kommunikation über digitale Medien (ZDF, 2021, Minuten 9:40–10:50, 39:00–40:00).

Pauschalurteile über die rigiden und für unwürdig befundenen Maßnahmen zur Eindämmung der Pandemie in asiatischen Ländern muss man demnach infrage stellen, denn dort konnte man mit liberalen und nicht autoritären Maßnahmen die Eindämmung der Viruslast gut bewältigen. Ebenso wenig greift das alleinige Argument, dass in Diktaturen lebende Menschen keine Möglichkeiten haben, ihrem Gewissen zu folgen. Die Bevölkerung in Taiwan hinterfragte Maßnahmen der Regierung durchaus kritisch, formulierte Verbesserungsvorschläge, die dann auch umgesetzt wurden. Diese Fakten werden in der medialen Berichterstattung jedoch oftmals ausgeblendet. Es ist also nicht ausschließlich eine Frage des personalen Gewissens. Entscheidend ist, wie verantwortungsvoll Regierungen mit Krisensituationen umgehen. Umgekehrt kann eine Regierung nur bedingt gegen eine Pandemie ankämpfen, wenn zu viele Einzelne mit ihrem Gewissen nicht in Kontakt sind bzw. sich nicht gewissenskonform verhalten.

Der Mensch ist ein Wesen, das immer entscheidet

Menschen, die „weder Engel noch Tiere" (Pascal, 1997, S. 358), sondern mit Vernunft und Affekten ausgestattete Wesen sind, können ihre Handlungsfreiheit auch dazu nutzen, sich bewusst für das Richtige und Gute zu entscheiden. Wenn auch die Personalressourcen im damaligen Krankenhaus Lainz knapp waren, entbindet bzw. entschuldet dieser Umstand eine Person nicht, personale Antworten auf den Umgang mit den unbefriedigenden Arbeitsbedingungen zu geben. Die Geschichte ist voll von mutigen Menschen, die sich gegen ein Regime gestellt und das Risiko persönlicher Nachteile in Kauf genommen haben. Wo es Frankl möglich war, ergriff er Sinnverwirklichungsmöglichkeiten, auch unter Lebensgefahr, etwa durch das Ausstellen von falschen ärztlichen Gutachten, um die von den Nationalsozialisten angeordnete Euthanasie von Geisteskranken zu sabotieren. Seitdem es die Menschheit gibt und solange Menschen die Erde bevölkern, wird es die einen geben, die Gräueltaten ausüben, und die anderen, die durch Komplizenschaft und Vertuschung mitschuldig werden. Die Ausstellung „Wert des Lebens[2]" im Lern- und Gedenkort Schloss Hartheim in Alkhoven in Oberösterreich, das ist eine der sechs Euthanasieanstalten des Dritten Reiches, zeigt auf, dass es im Zeitraum von 1940 bis 1944 in der Euthanasieanstalt ebenso Menschen gab, die Widerstand leisteten. So weigerte sich der Krankenpfleger Franz Sitter, in Hartheim zu arbeiten, und verlangte die sofortige Enthebung von der Dienstverpflichtung, der stattgegeben wurde. In Alkoven selbst gründete sich um die Brüder Karl und Ignaz Schuhmann und Leopold Hilgarth eine Widerstandsgruppe, die durch Schmieraktionen und Flugzettel Parolen für den Widerstand gegen das NS-Regime ausgaben. Die Gruppe wurde verraten, was zur Hinrichtung von Ignaz Schuhmann und Leopold Hilgarth führte (Verein Schloss Hartheim, o. J., o. S.).

„Was also ist der Mensch?", fragt Frankl (1990, S. 99), der viele im Holocaust getötete Arztkolleg*innen zu betrauern hatte. In dem Buch „Der Mensch vor der Frage nach dem Sinn" (1990) gedachte er einigen von ihnen, stellvertretend für die Millionen Ermordeten. Mit einer Dermatologin unterhielt sich Frankl noch wenige Monate vor ihrem typhusbedingten Tod im KZ. Sie sprachen über die Vielzahl an Gelegenheiten, die es trotz Judenverfolgung gab, um dem Vorbild von Albert Schweitzer nachzueifern und dem ärztlichen Ethos gerecht zu werden (ebd., S. 96): *„Sie haben [...] bewiesen, daß der Mensch es in der Hand hat, auch unter den ungünstigsten, den unwürdigsten Bedingungen noch Mensch zu bleiben [...]"*, und weiter, *„er* [der Mensch] *ist ein Wesen, das immer entscheidet, was es ist"* (ebd., S. 98).

---

[2] Die Ausstellung „Wert des Lebens" wurde gemeinsam mit der Gedenkstätte in einer Landessonderausstellung des Landes Oberösterreich 2003 eröffnet. 2004 übernahm der Verein „Schloss Hartheim" die Trägerschaft. Die Ausstellung wurde 2019 geschlossen, um sie neu zu konzipieren. Die Eröffnung der Ausstellung hat sich im Zuge der Coronapandemie verzögert und erfolgt voraussichtlich im Mai 2021 (Verein Schloss Hartheim, 2021, o. S.).

Gespräche mit Insassen einer Justizanstalt

Die Urmotivation eines Menschen liegt darin, *„dass sein in allen Dimensionen gefährdetes Leben dennoch glückt"* (Kurz, 1999, S. 71).

Alljährlich besuche ich mit einem Ausbildungslehrgang für Palliative Care eine Justizanstalt. Das Ziel dieser Exkursion liegt in der Auseinandersetzung mit dem Thema Schuld auf Basis des Menschenbildes der Logotherapie. Gefängnisse verfügen über keine Strukturen, um palliativ erkrankte Insassen zu betreuen, weshalb sie bis zu ihrem Ableben unter ständiger Bewachung auf Palliativstationen gepflegt werden. Im Zuge dieser Exkursion besteht die Möglichkeit zum einstündigen Gespräch mit Insassen, die sich dazu bereit erklären. Hierzu wird die Ausbildungsgruppe in Kleingruppen von drei bis vier Personen unterteilt. Jede Gruppe spricht mit einem inhaftierten Mann. *„Die an der Exkursion Teilnehmenden dürfen alle Fragen stellen. Die Häftlinge entscheiden selbst, welche sie beantworten wollen und welche nicht"*, so lautet die Regel des Brigadiers und Leiters der Strafvollzugsanstalt. Der Brigadier berichtete von fehlenden Personalressourcen, insbesondere im Bereich der Psychotherapie und Seelsorge.

Franz versperrt die Tür zur Umkehr von innen

Fünf Jahre lang schloss ich mich jener Gruppe an, die mit Franz ins Gespräch kam, der im Beisein seiner Kinder, sie waren zum Tatzeitpunkt fünf und sieben Jahre alt, seine Ehefrau erwürgt hatte. Der Insasse war dankbar für die Abwechslung im Gefängnisalltag und freute sich *„über Besuch von draußen."* Zu meinem Erstaunen beantwortete Franz die Fragen zum Tathergang in jedem Jahr in derselben Weise: *„Ja, ich habe meine Frau getötet"*, und weiter, *„aber Sie* (die Teilnehmenden) *dürfen die Umstände, die mich dazu getrieben haben, nicht außer Acht lassen."* Dem Schuldbekenntnis folgten alljährlich Ausführungen, die auf die Angemessenheit seiner Tat verweisen sollten. Kein einziges Mal äußerte er, dass er die Tat bereuen würde und welche psychischen Folgen die Kinder durch das Miterleben der Tat bewältigen mussten. Die Möglichkeit der Psychotherapie hatte er bislang abgelehnt. Es folgten ausführliche Erzählungen über den tristen Gefängnisalltag und er beklagte sich über den unmenschlichen Strafvollzug. Weil Franz die Gedanken über die Ursachen und die Folgen seiner Tat erst gar nicht zuließ, sondern ausblendete, empfand er auch keine Schuldgefühle, stattdessen Verbitterung. Folgend war es ihm auch nicht möglich, das Erlebte in einen neuen Sinnzusammenhang zu stellen und Umkehr zu erfahren.

Matthias und sein Weg der inneren Befreiung

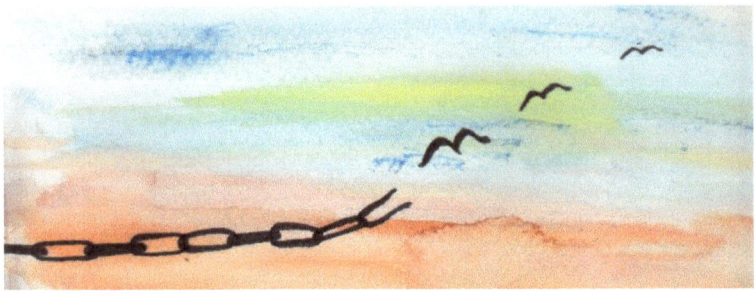

Matthias, ein anderer Insasse, erzählte von seinem Weg der *„inneren Be-freiung."* Jahrelang quälten ihn *„zerfleischende Schuldgefühle."* *„Wie sind Sie damit umgegangen?"*, fragte ihn eine Lehrgangsteilnehmerin. Matthias: *„Zuerst musste ich aufhören, andere für mein Verhalten verant-wortlich zu machen."* Die Gespräche mit dem Anstaltsseelsorger, der nie-mals nur seine Tat im Blick hatte, sondern auch seine Möglichkeiten, wa-ren für ihn immens hilfreich. Matthias: *„Ich begann, allen anderen zu ver-geben, die mir Unrecht zugefügt haben. Irgendwann wird es mir möglich sein, mir selbst zu vergeben und mich wieder als Mensch zu erfahren."*

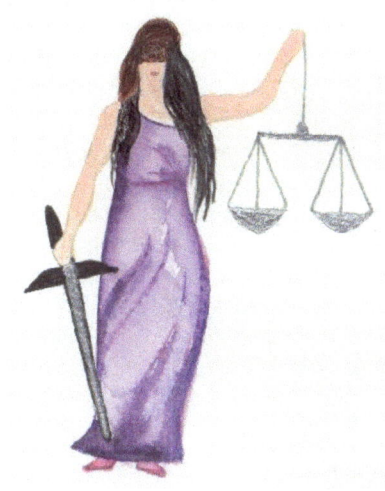

Die Balkenwaage ist ein Sinnbild für die Gerechtigkeit, für die Ausgewogenheit der Gewichte, also für das Gleichgewicht. Sie findet sich in Darstellungen der Göttin der Gerechtigkeit namens „Justitia", die für das Justizwesen steht. Sie trägt eine Augenbinde, um vor der Beeinflussung von außen geschützt zu sein und um ein unvoreingenommenes und unparteiisches Urteil treffen zu können. In einer Hand hält Justitia ein Richtschwert, es steht für die Macht der Justiz und für die Härte gegenüber den Verurteilten, in der anderen Hand hält sie die Waage, die für das Abwägen von Argumenten und Gegenargumenten steht (Kengyel, 2003, S. 7). Die Waage in der Schräglage steht für das Abwägen der Dinge gemäß dem strafrechtlichen Grundsatz „in dubio pro reo", das bedeutet „im Zweifel für den Angeklagten" (BMI, 2020, o. S.).

Wer ein Unrecht dadurch auszugleichen versucht, indem sie/er/es der Täterin/dem Täter ein ebensolches zufügt, steht vor den Fragen: „Was wird dadurch besser, heiler, humaner usw.? Welcher Schuldausgleich wird dadurch hergestellt?" Und es folgt die nüchterne Erkenntnis, dass lediglich ein Beitrag zur Leidvermehrung erbracht wird und Unwerte verwirklicht werden.

Man denke an Wiederholungstäter*innen, bei denen eine Strafe nicht dazu beitragen konnte, kriminelle Energien abzubauen. Hingegen ist eine angemessene gesellschaftliche Reaktion auf Straftaten für den Ausdruck des Unwertbewusstseins und für ein humanitäres Miteinander höchst bedeutsam. Strafe darf nicht nur der Befriedigung von Vergeltungsimpulsen in der Bevölkerung dienen. Das Bedürfnis der Bevölkerung nach Sicherheit ist berechtigt und so weit wie möglich zu erfüllen, weshalb das Ziel aller Maßnahmen in der Resozialisierung von Straffälligen und in der Rückfallvermeidung liegen muss. Einer breiten Anwendung sozial konstruktiver Maßnahmen, etwa die Begleitung von Rechtsbrechenden durch

Bewährungshelfer*innen, die Suche nach Möglichkeiten der Wiedergutmachung und des Tatausgleichs, beispielsweise durch gemeinnützige Leistungen, ist der Vorzug zu geben (Neustart, o. J., o. S.).

Diese Elemente wiedergutmachender bzw. ausgleichender Gerechtigkeit, die „Restorative Justice", die den Täter*innen aktive Leistungen abverlangen und dabei individuelle Gestaltungsspielräume zulassen, nutzen der Gemeinschaft mehr als eine bloße strafende Sanktionspolitik. Delinquente Personen werden unter anderem dabei unterstützt, sich mit ihren Taten und deren Folgen für die Opfer auseinanderzusetzen. Aus der Perspektive der wiedergutmachenden Gerechtigkeit, so die Philosophin Susanne Boshammer, stellt nicht nur ein Übermaß an Vergeltung ein Problem dar, sondern ebenso der voreilige Verzicht darauf. Aus philosophischer Sicht wäre es nur dann gerechtfertigt, einer unrechtmäßig oder unmoralisch handelnden Person ebenso ein Übel zuzufügen, wenn garantiert werden kann, dass diese Person nicht wieder dasselbe tut. Der Gerechtigkeit wird auch dann nicht genüge getan, wenn eine schuldhaft begangene Tat nicht gebüßt wurde. Es gibt derart monströse Verbrechen, bei denen es unmöglich erscheint, eine angemessene Form der Vergeltung zu finden, weshalb Vergebung mitunter ein Leben lang verweigert wird, so Boshammer in ihrem Buch „Die zweite Chance. Warum wir (nicht alles) verzeihen sollten" (2020, S. 148–149). Humanitäres Verhalten zeigt sich darin, das zu tun, was man tun sollte, etwa Notleidenden zu helfen. Menschlichkeit ist jedoch noch einmal mehr als das, denn sie ist eine Haltung bzw. Charaktereigenschaft, die gute Menschen auszeichnet. Vergebung ist ein typisch menschliches Phänomen, wohl deswegen, weil dadurch ein friedvolles Zusammenleben überhaupt erst möglich ist. Um jemandem zu vergeben, müssen wir lernen, zwischen Person und Tat zu unterscheiden. Es verlangt von uns die Bereitschaft, *„das ganze Bild zu betrachten, oder jedenfalls ein reicheres Bild, in dem der Täter mehr ist als das, was er getan hat"* (North, 1998, S. 26).

Gebote für eine gute Kriminalpolitik

Kriminalität ist teuer und die aktuellen Behandlungskonzepte sind unzulänglich (Egg, 2003, S. 8 & Egg, 2015, S. 24–29). Empirische Beobachtungen zeigen, dass die Rückfallquote wesentlich niedriger wäre, wenn eine Gesellschaft verstärkt in Kriminalprävention, Bildung, Grundeinkommen, Armutsbekämpfung usw. investieren würde.

Das „Netzwerk Kriminalpolitik" formulierte 2017 zehn Gebote einer guten Kriminalpolitik. Alle politischen Parteien Österreichs signalisierten damals ihre Zustimmung zu diesem unstrittigen Konsenspapier. Drei Gebote möchte ich folgend anführen: Gemäß dem zweiten Gebot bilden Grund- und Menschenrechte den Maßstab und die Grenzen des Strafrechts. Demnach verliert niemand, auch nicht, wer gegen die Strafgesetze verstößt, das Recht auf ein Leben in Würde und in Grundsicherung (Netzwerk Kriminalpolitik, 2017, S. 3). Eine gute Sozial- und Wirtschaftspolitik ist für die beste Kriminalpolitik grundlegend, so lautet das dritte Gebot (ebd., S. 4). Das zehnte Gebot verweist auf die Praxis des Strafvollzugs als Gradmesser für die menschenrechtliche Reife einer Gesellschaft. Dabei darf das Strafrecht weder als Lückenbüßer noch für eine unzureichende Bildungs-, Arbeitsmarkt-, Migrations- und Integrationspolitik missbraucht werden. Im Regelfall setzen der Freiheitsentzug und der Verlust sozialer Kontakte die Betroffenen unter psychischen Druck, was die Persönlichkeitsentwicklung erheblich erschwert (ebd., S. 8–9).

Praxisbeispiel: Ein Palliativpatient mit krimineller Vergangenheit

„Liebe ist die einzige Möglichkeit, ein anderes menschliches Wesen im innersten Kern seiner Persönlichkeit zu begreifen" (Frankl, 2015, S. 30).

Auf der Palliativstation, auf der ich einige Jahre tätig war, war auch ein palliativer Konsiliardienst implementiert. Dabei handelt es sich um ein multiprofessionell zusammengesetztes Team in einem Krankenhaus, das beratend tätig ist. Es bietet dem betreuenden Personal von Palliativpatient*innen aller Stationen und Ambulanzen sowie den Schwerkranken und deren Angehörigen seine fachliche Expertise an. Gemeinsam mit einem Arzt besuchte ich einen Schwerkranken auf einer internen Abteilung. Zu unserer Überraschung befand sich der Patient in Todesnähe. Er war in einem kleinen Dreibettzimmer untergebracht, in dem es kaum möglich war, die private Sphäre des sterbenden Mannes zu wahren. Kurzerhand organisierten wir die Übernahme des Patienten von der internen Abteilung auf die Palliativstation, wo wenige Stunden zuvor in einem Doppelzimmer ein Bett frei wurde.

Schon am nächsten Tag fühlte sich der Mann bedeutend wohler. Er hatte Appetit und bald eine bessere Vigilanz. Wer dieses Zimmer betrat, wurde von ihm freundlich empfangen. Für jede noch so kleine Unterstützung bedankte er sich überschwänglich. Ich kann mich gut daran erinnern, wie ihm vor Rührung und Dankbarkeit Tränen über die Wangen flossen, als ich ihm zu Silvester ein Weinchadeau (ein Dessert) servierte. Bald wetteiferten die Pflegenden untereinander, wer denn den netten und stets gut gelaunten Patienten tagsüber betreuen durfte. Er wollte keine Angehörigen nennen, die im Falle einer Verschlechterung seines Befindens kontaktiert werden sollten, ein Wunsch, der vom Team respektiert wurde. An jedem zweiten Tag bekam er Besuch von einer älteren Dame, sie war für ihn *„eine vertraute Perle"*, deren Kontaktdaten er bekanntgab. Nach etwa drei Wochen, der Mann sollte am nächsten Tag wieder zurück auf die interne Abteilung verlegt werden, verstarb er unerwartet in der Nacht.

Als die ihm vertraute Dame kam, um die wenigen Habseligkeiten von ihm entgegenzunehmen, erzählte sie, dass der Verstorbene wegen eines Sexualmordes an einer 21-jährigen Frau zwanzig Jahre Freiheitsstrafe verbüßt hatte. Seine Familie hatte sich von ihm abgewendet, weshalb es nach seiner Entlassung niemanden gab, der auf ihn gewartet hatte. Die Dame war seine Sozialarbeiterin, die ihn schon während der Haft und in den Jahren danach betreut hatte.

Die geistige Schau einer Person erhellt ihr aktuelles Sein und antizipiert zugleich die Möglichkeiten, die in ihr zwar angelegt, jedoch noch nicht erschlossen sind. Die Erfahrung mit einem Palliativpatienten mit krimineller Vergangenheit, siehe Praxisbeispiel auf Seite 68, löste Nachdenkprozesse im Team aus. Angenommen, das Team hätte bereits vor der Verlegung auf die Palliativstation über seine Tat Bescheid gewusst, wie anders wären die Begegnungen zwischen dem Patienten und dem Team verlaufen, wissend, dass er einen grausamen Mord begangen hatte? Einige im Team hatten Partner oder Kinder im Alter von ungefähr 21 Jahren. Wir zweifelten daran, dass es dem schwerkranken Mann möglich gewesen wäre, den heilen Kern seines Personseins zu zeigen, wären da voreingenommene Menschen gewesen. Auch den meisten Teammitgliedern wäre es nicht möglich gewesen, ihm herzlich zu begegnen und ihm eine umsorgende, liebevolle Pflege angedeihen zu lassen. Wahrscheinlich, so die Einschätzung des Pflegeteams, hätten sie dann darum gewetteifert, wer diesen Patienten *nicht* pflegen muss.

Psychiatrisches und psychotherapeutisches Credo

Frankl definierte *„zehn Thesen über die Person"* (2012, S. 88). In der vierten These, sie lautet *„die Person ist geistig"* (ebd.), erklärte Frankl, dass die geistige Person an sich nicht erkranken kann und sie hinter der vordergründigen psychischen Symptomatik immerzu *„da"* ist, wenn auch von außen bzw. beim alleinigen Blick auf den psychophysischen Organismus *„kaum sichtbar"* (ebd., S. 89) ist. Den unbedingten Glauben an das Fortbestehen der geistigen Person bezeichnete Frankl als *„psychiatrisches Credo"* (ebd., S. 88). In der siebten These formulierte er ein zweites Credo, das *„psychotherapeutische"* (ebd., S. 93). Damit ist der Glaube gemeint, dass die geistige Person *„unter allen Bedingungen und Umständen"* vom Psychophysikum abrücken und dazu eine *„fruchtbare Distanz"* (ebd., S. 93) einnehmen kann.

Haltungsarbeit: Arbeit an der Haltung

Mir wurde klar, worin meine künftige Verantwortung im Umgang mit schuldig gewordenen Menschen liegt, so sie den Weg in die psychotherapeutische Praxis finden: die eigene logotherapeutische Haltung stetig zu formen und zu weiten, um die Würde einer Person zu achten, ungeachtet dessen, welches Verbrechen sie begangen hat, allem zum Trotz. Gerade diese Menschen brauchen die Kompetenzen der Lebens- und

Sozialberatenden, damit sie die heile geistige Person dahinter durch Reue und eingehende Wertereflexion (wieder) hervorbringen können. Beratende sind hierbei, mitunter in einem sehr hohen Maße, in ihrer Selbsttranszendenz gefordert und müssen sich die Frage stellen: „Zugunsten welcher Werte macht es Sinn, Menschen, obwohl sie anderen durch ihr Fehlverhalten Leid zugefügt haben, dennoch tröstend und beratend zur Seite zu stehen?" Je anstößiger und verabscheuungswürdiger wir ein Verhalten erleben, desto intensiver bedarf es von psychologisch Beratenden der Arbeit an der zieldienlichen Einstellung gegenüber diesem Menschen. An dieser Stelle kommt mir eine Erzählung von Viktor Frankl in den Sinn, jene, als er im KZ von brüllenden und bewaffneten Wachposten zu einem extrem anstrengenden Arbeitseinsatz getrieben wurde und dabei *„die Flucht nach innen"* (Frankl, 1990, S. 168) antrat. Erstmalig im Leben wurde es ihm gewahr, *„daß Liebe irgendwie das Letzte und das Höchste ist, zu dem sich menschliches Dasein aufzuschwingen vermag"* (ebd., S. 169).

Wir dürfen auch den schuldig gewordenen Menschen nicht verlieren!

Schuldig Gewordene brauchen einen Gesprächsrahmen, in dem es möglich ist, ein Schuldbekenntnis abzugeben, zu bereuen, um anschließend nach den Möglichkeiten der Wiedergutmachung zu forschen. Es ist schwer, sich neu und sinnstiftend auszurichten, wenn einem durch andere vermittelt wird, dass man entbehrlich und austauschbar ist, dass niemand mehr auf einen wartet und man eigentlich nicht mehr sein sollte. Für Lebens- und Sozialberatende ist das nicht einfach. Dennoch ist es möglich, schließlich wollen wir doch auch den schuldig gewordenen Menschen nicht verlieren, auch nicht jenen jungen Mann, der sich als Polizist ausgab und einen Blinden dazu aufforderte, sich auszuweisen. Als dieser seine Geldbörse öffnete, weil sich darin der Ausweis befand, wurde sie ihm von dem vermeintlichen Ordnungshüter mitsamt dem Inhalt entrissen (Österreichischer Rundfunk, 2021, o. S.).

Eines ist gewiss: Das Leben entwickelt sich in der Zeit nach vorne. Niemandem ist es möglich, eine Tat, die er irgendwann in seinem Leben verübt hat, im Nachhinein zu korrigieren. Und einem weiteren Umstand können wir uns nicht entziehen, dem, dass wir allesamt Unrechtes tun, weil wir Menschen sind. Wer jedoch alles Denkbare versucht hat, um das Geschehene, wenn schon nicht wiedergutmachen, es wenigstens besser zu machen, hat die Situation und sich selbst zum Positiven verändert. Dann ist auch das Verzeihen eher möglich, weil der Mensch ein anderer geworden ist und seine Glaubwürdigkeit sich an seinem Bestreben und seinen Handlungen zeigt.

Wie bedeutend die innere Einstellung gegenüber einem (schuldigen) Menschen ist, sodass dieser seinen heilen Kern zeigen kann, verdeutlicht der Klimt-Blick.

Von dem österreichischen Maler und Vertreter des Jugendstils Gustav Klimt, 1862–1918, wird erzählt, dass er sich mit einigen Personen, die er später porträtierte, zuvor mehrmals zum Spaziergang getroffen habe, um auch das „innere Wesen" dieser Menschen zu erfassen. Baron Anton Knips erteilte Klimt den Auftrag, er möge seine Gattin Sonja malen. Sonja stammte aus einer alten und angesehenen österreichischen Offiziersfamilie und heiratete 1896 den Baron. Das ungleiche Paar hatte kaum Gemeinsamkeiten. Während der Baron das Stadtleben liebte und diversen Interessen nachging, unternahm seine Gattin ausgedehnte Spaziergänge, engagierte sich gesellschaftlich und frönte der modernen Kunst. Doch ihr Gesundheitszustand verschlechterte sich. Sie wurde zunehmend antriebsloser und depressiver. Der Baron geriet in Sorge, dass seine Frau sterben könnte, weshalb er von ihr ein von Klimt geschaffenes Gemälde für die Ahnengalerie in Auftrag gab. Ein Foto aus dem Jahr 1898 zeigt die Baronin stehend und etwas übergewichtig, bekleidet mit einer weißen Bluse und einem langen schweren schwarzen Rock, mit hängenden Schultern und einem ausdruckslosen leeren Blick. Sie sah bedeutend älter aus, als sie tatsächlich war.

Doch wie malte Klimt die Baronin noch im selben Jahr? Er malte sie schlank und zierlich und kleidete sie in ein weißes Kleid aus leichtem hellem Tüll, geziert von weichen Federn. Die Baronin schien sich von einem Sessel erheben zu wollen, um aufzustehen. Der Gesamteindruck, den die Person der Baronin ausstrahlte, war ein dynamischer. Ihr Oberkörper war aufgerichtet, der Blick klar und offen, jedoch auch ernsthaft. So wie Klimt sie gemalt hatte, sah sie tatsächlich aus wie eine 24-Jährige. Das wunderschöne Gemälde wurde in der Villa des Paares aufgehängt, an einer Stelle, an der die Baronin mehrmals am Tag vorbeiging und es immer dann sehen konnte.

Zehn Jahre später. Die Baronin ist nicht gestorben. Es gibt ein weiteres Foto von Sonja Knips. Ihr Ausdruck überrascht, denn zu sehen ist eine wunderschöne, anmutige und persönlichkeitsgereifte Frau. Zwischenzeitlich leitete sie in Wien den Kultur-Jour-Fix für Frauen aller sozialer Schichten. Sie hatte wohl ihre Identität durch die Übernahme einer sinnvollen Aufgabe gefunden. Das Ölgemälde der 24-jährigen Baronin, so wie Klimt sie gemalt hatte, ist in der Galerie Belvedere in Wien ausgestellt.

Welche Bedeutung könnte der Klimt-Blick für die Begegnung mit schuldig gewordenen Menschen haben? Wolfgang von Goethe (2004, Buch VIII, S. 4) sagte: *„Wenn wir [...] die Menschen nur nehmen, wie sie sind, so machen wir sie schlechter. Wenn wir sie behandeln, als wären sie, was sie sein sollten, so bringen wir sie dahin, wohin sie zu bringen sind."* Mit diesem Zitat verweist von Goethe auf die Legende von Pygmalion und Galatea. Der griechischen Sage nach war Pygmalion ein Bildhauer aus Zypern, der eine Skulptur schuf und dabei das Ideal der perfekten Frau vor seinem inneren Auge sah. Die Figur war derartig schön, dass er sich in die selbst erschaffene Statue verliebte. Schließlich erbarmte sich Aphrodite, die Göttin der Liebe, und ließ die Statue lebendig werden.

Wege der Abwehr von Gewissensangst

Gewissensangst meint die Angst davor, sich dem Gewissen zuzuwenden, um nicht mit seinen schonungslos wahrhaftigen Botschaften in Berührung zu kommen und um sich selbst nicht infrage stellen zu müssen. Die Missachtung von Gewissensangst führt oftmals zu Dauer- 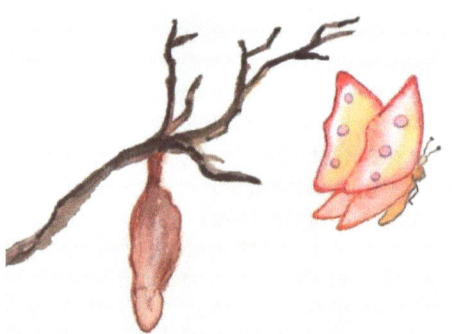 stress mit allen unheilsamen Folgen. Es weichen Leichtigkeit und der Sinn für Humor, die Fähigkeit, sich zu entspannen und beruhigt einzuschlafen usw. Alle folgend genannten Anstrengungen, das Gewissen verstummen zu lassen, sind nicht von nachhaltigem Erfolg gekrönt. Im positiven Sinn kommt der Gewissensangst eine rat- und impulsgebende Bedeutung zu, die wichtige Veränderungen im Leben auslösen kann. Der Moment, in dem sich der Mensch seiner Gewissensangst stellt, verleiht ihm ein Gefühl unendlicher Befreiung, ähnlich dem Schmetterling, der seinen engen Kokon verlässt und seine Flügel ausbreitet, um emporzuschweben.

Ein Motor, um mit dem Dauerstress durch Gewissensangst zurechtzukommen, ist beispielsweise der Drang zur **Selbstoptimierung**. „Werden alle Aufgaben fehlerlos und perfekt ausgeführt? Werden Entscheidungen überlegt getroffen und konsequent umgesetzt? Ist die Person Frau oder Herr ihrer Gedanken?" Daraus resultiert eine Schein-Sicherheit durch Vorgaukeln plausibler Motive und das trügerische Gefühl, dass eigentlich nichts Schlimmes passieren kann. Jedoch ist gerade diese Dynamik die Initialzündung für unermessliche Angst, weil der Mensch bei einem einzigen kleinen Fehler Gefahr läuft, an allem zu scheitern, weshalb mehrere Abwehrmechanismen parallel und noch stärker in Gang kommen müssen.

Nach Anna Freud ist die **Verdrängung** *„nicht nur der wirksamste, sie ist auch der gefährlichste Mechanismus"* (1989, S. 40), weil sie die Intaktheit der Persönlichkeit zerstören kann. Auf die Verdrängung der Schuld aus dem Bewusstsein verweisen fehlende Schuldeinsicht und Reue. Verdrängung ist ein bewusster Vorgang, bei dem die mit schuldhaftem Handeln in Verbindung stehenden bedrohlichen und beschämenden Themen aus der bewussten Wahrnehmung verbannt werden, um sich der Konfrontation mit ihnen nicht aussetzen zu müssen. Der Mensch handelt beim Versuch, durch Ablenkung und Betäubung der Wirklichkeit zu entfliehen, fehlerhaft, denn es ist nicht möglich, *„den Gegenstand der Emotion aus der Welt"* (Frankl, 1946, S. 86) zu schaffen. Nur weil ein Geschehnis in die *„Ungewusstheit"* verbannt wird, ist es nicht in der *„Unwirklichkeit"* (ebd.).

Menschen entwerfen mitunter bizarre Erklärungsversuche bis hin zur beharrlichen Beschuldigung anderer, um sich z. B. eine Schuld nicht eingestehen zu müssen. Langfristig geht die Fähigkeit zur Selbstkritik verloren und die persönliche Entwicklung stagniert. Die Person beschämt sich selbst, mehr noch, sie wird gar an sich selbst schuldig, weil sie ihr Potenzial nicht zur Entfaltung bringt und unter ihren Möglichkeiten lebt. Die verdrängte Wunschregung ruht nicht, sondern entsendet unkenntlich gemachte Ersatzbildungen in Form von Leid auslösenden Symptomen in das Bewusstsein. Nach und nach werden sich bald dieselben Unlustempfindungen daran knüpfen, die durch die Verdrängung vermeintlich erspart blieben (Freud, 1973, S. 67–68). Im Zuge dieser Form der Abwehr kommt es zur Einschränkung der Realitätswahrnehmung und des Handlungsspielraumes, ebenso zu einem irrational anmutenden Agieren nach außen.

Gewissensangst findet vielfach Ausdruck in der **Todesangst,** der Angst vor der Erkenntnis, das Leben vergeudet zu haben, ehe man stirbt. Hinter einer Gewissensangst steht oftmals eine unbewältigte Todesangst, einhergehend mit Depression, Angst- und Panikstörungen, chronischer Erschöpfung und dem breiten Spektrum an psychosomatischen Krankheitsbildern. Auch die Furcht vor einer Erkrankung oder vor dem Alter zeugt von dieser Not. Fromm spricht in diesem Zusammenhang von einer *„Reaktion unseres Gewissens auf Selbstverstümmelung"* (2004, S. 128). Der Schmerz der inneren Leere und die Angst, zu sterben, ehe man gelebt hat, kann unerträglich stark sein, so nicht eine tief gehende wahrhaftige Auseinandersetzung mit dem eigenen Erleben angestrebt wird: *„Das Sterben ist bitter, doch der Gedanke, sterben zu müssen, ohne gelebt zu haben, ist nicht zu ertragen"* (Fromm, 2004, S. 128).

Auch können wir über das Geschehene fortwährend **theoretisieren** und es dazu nutzen, um von den eigentlichen Nöten und Gefühlen nicht überschwemmt zu werden.

Allzu Belastendes kann auch durch das Aufsetzen von **Scheuklappen** zu bewältigen versucht werden. Wir können so tun, als ob uns das Unrecht, das andere erfahren, nicht betrifft.

Wir können Gewissensbisse auch **rational** und **rechtfertigend** begegnen, indem wir uns zum Beispiel einreden, „dass es unlauterer Methoden bedarf, um den Fortbestand der Firma und der Arbeitsplätze zu sichern." Wer sich der **Ausrede** oder der **Rechtfertigung** bedient, beruft sich auf die Rolle, die ein bestimmtes (Entscheidungs-)Verhalten notwendig macht und dadurch erklärt: „Als Chefin im Qualitätsmanagement habe ich die Pflicht, Mitarbeitenden zu kündigen, wenn sie den Anforderungen innerhalb des definierten Zeitrahmens nicht gerecht werden."

Was unterscheidet eine Rechtfertigung von einer Entschuldigung? Durch eine Rechtfertigung versuchen wir, eine Handlung zu erklären, im Glauben, sie wäre „richtig", „angemessen", „erforderlich" usw. Sie dient im Grunde dazu, unser Recht vor anderen zu „fertigen". Bei einer Entschuldigung geben wir zu erkennen, dass wir einen Fehler gemacht haben, den wir aufrichtig bedauern.

Die Folgen einer Fehlentscheidung lassen sich auch **schönreden** und **verharmlosen,** z. B. „Überdies gibt es genügend andere Jobs in diesem Bereich. Niemand ist durch eine Kündigung existenziell bedroht."

Wir können vor einer Gewissensnot auch flüchten, indem wir dem Fehlverhalten den Anstrich von **Normalität** verleihen: „Es ist in dieser Branche üblich, mit faulen Tricks um die besten Aufträge zu heischen."

Überforderung im Zuge von Gewissensnot führt mitunter **zu schwarzem Humor,** der sich von einer banalen Spaßverkettung deutlich abhebt, verzerrte Realitäten mit destruktiven Aspekten spickt und jenseits des guten Geschmacks liegt. So erzählte ein Mann, der im Zuge einer außerehelichen Affäre einen Sohn gezeugt hatte, diesen Witz: „Ein Geistlicher sieht eine Nonne im Kreuzgang mit einem Kinderwagen stehen und fragt sie: ‚Hoppala, was haben wir denn da? Ein kleines Klostergeheimnis?' Die Ordensfrau antwortet: ‚Nein, Hochwürden, ein Kardinalsfehler.'"

Insbesondere der jüdische Witz, der sich nicht zuletzt aus den Schrecken des Holocaust entwickelte, gibt direkten Einblick in die Wesensart des schwarzen Humors, der um ernste Themen wie Verbrechen und Schuld, Krankheit, Tod und Religiosität kreist, und umso schauriger ausfällt, je höher die psychische Belastung ist.

Auch **Ironie** ist ein verbreitetes kommunikatives Stilmittel, das eine Botschaft ins Gegenteil verkehrt und einer Aussage Gewicht verleiht. Ironische Bemerkungen thematisieren häufig das Nicht-Ausgesprochene in humorvoller Weise, weshalb die Informiertheit der Hörenden über den thematischen Kontext der getätigten Aussage voraussetzend ist. Bei **sarkastischen Äußerungen** vergeht einem buchstäblich das Lachen, weil sie auf Kränkung und Demütigung abzielen. Ironie und Sarkasmus werden von der Denkhaltung des **Zynismus** überragt. „Zynismus" leitet sich vom lateinischen Begriff *„Cynicus", „kynischer Philosoph"* ab (PONS, o. J., o. S.). Die ehemals kynische Philosophie der Antike zeichnete sich durch ethische Skepsis und Bescheidenheit im Lebensstil aus. Einige Grundgedanken dieser Philosophie finden sich im Stoizismus wieder. Diese *„masochistische Anpassungsreaktion"* (Alexander, 1960, S. 514) beruht auf radikaler Skepsis und geht mit dem brennenden Gefühl von Unfairness und Ungerechtigkeit einher. Geltende Normen sollen in lächerlicher Weise außer Kraft gesetzt werden. Für den renommierten Publizisten Paul Lendvai ist beispielsweise der ungarische Ministerpräsident Viktor Orbán ein *„totaler Zyniker"*, der das Land *„demoralisiert und abgewirtschaftet"* hat (Lendvai in Odehnal, 2016, o. S.) und dessen Rhetorik *„brandgefährlich"* ist (Lendvai, 2020, o. S.).

Bei einer schweren oder kontinuierlichen Belastung, etwa infolge zwischenmenschlicher Querelen, eines nicht bewältigten erfahrenen Unrechts oder eines Schuldgefühls, kann auf bewährte Bewältigungsstrategien nicht zugegriffen werden, was die soziale Eignung erheblich beeinträchtigt. Im ICD-10, das ist die Internationale statistische Klassifikation der Krankheiten und verwandten Gesundheitsprobleme, zählt die **Posttraumatische Verbitterungsstörung**, engl. „posttraumatic embitterment Disorder", zu einer psychischen Erkrankung aus der Gruppe der Anpassungsstörungen. Sie wird mit der Buchstaben-Nummern-Kombination F43.0, „sonstige Reaktion auf schwere Belastung", kodiert (ICD-10, 2019, o. S.). Psychotherapeutisch sind die Patient*innen schwer zu erreichen, weil sie bei sich keine Veränderungsnotwendigkeit erkennen, sondern diese ausschließlich beim Auslöser bzw. beim Aggressor sehen, weshalb auch Therapeut*innen leicht als Feinde angesehen werden. Die Betroffenen wollen kein Mitgefühl, sondern „es allen zeigen." Mitgefühl wird häufig mit Misstrauen beantwortet.

Mario Jacoby (1999, S. 15) vermutet, dass **Schuldgefühle** auch die Funktion der Abwehr von Scham haben können, um diesem existenziell unangenehmen Gefühl entfliehen zu können.

Das **Spiritualisieren** des Erlebten kann sich durch den krampfhaften Versuch der Erfahrungseinordnung in einen übergeordneten Kontext ausdrücken, z. B.: „Gottes Wege sind zwar nicht verstehbar, doch alles hat bestimmt einen tiefen Sinn." Auch exzessives Beten und das starre Praktizieren von religiösen Ritualen und Pflichten, ohne eine tiefe Beziehung zu Gott aufzubauen, sind Abwehrweisen von Gewissensangst.

Wer sich dauerhaft dazu entscheidet, die Stimme des Gewissens zu **übertönen,** zu **überarbeiten** oder sich anderweitig **abzulenken,** wird sie bald auch **überhören.**

Ein Praxisbeispiel zur Abwehr von Gewissensangst: Raimund möchte mit seinen Eltern nichts mehr zu tun haben

Das folgende Praxisbeispiel weist eine Vielzahl an Abwehrweisen von Gewissensangst auf.

Raimund, 34 Jahre, hegte gegen seine Eltern tiefen Groll und wollte mit ihnen nichts mehr zu tun haben. So sehr sie sich auch um ein gutes Verhältnis mit Raimund bemühten, er erlebte sie moralisierend und übergriffig, heuchlerisch und auf den eigenen Vorteil bedacht. Nichts konnten sie in seinen Augen richtig machen. Raimund teilte sein Leben mit einer Frau, die ihn in seiner unkontrollierten Wut bestärkte. In ihr fand er eine zusätzliche „Waffe", um seine Eltern *„zu bestrafen."* Raimund sprach von sich als einen *„einsamen Tyrannen."* Ein ironischer und zynischer Wortlaut war ihm längst vertraut. Der Konflikt überdauerte bereits zwölf Jahre. In dieser Zeit wurde er Opfer einer Prügelattacke auf einer Silvesterparty, eine Impotenz wurde diagnostiziert, es verstarben sein Hund und auch seine geliebte Großmutter. Weil er diese Fülle an traurigen Erfahrungen machen musste, war sein Verhalten anderen gegenüber gerechtfertigt, so seine Sicht.

Der einzige „Beweis", um Raimund zu zeigen, dass die Eltern ihn wirklich unterstützen und lieben, wäre der Kontaktabbruch zu Raimunds Geschwistern durch die Eltern, wozu diese nicht bereit waren. Nach mehreren persönlichen Gesprächen zwischen Raimund und mir, dazu erklärte er sich auf Anraten seiner Eltern bereit, war es möglich, sein „geistiges

Fenster" einen Spalt weit zu öffnen. Ansatzweise konnte er sich beispielsweise in die Lage der Eltern einfühlen und sein eigenes Verhalten reflektieren, ehe er sich wieder den gewohnten pauschalen Beschimpfungen
über sie hingab und seine Ansprüche an sie bekräftigte. Was die Eltern
auch taten, er verharmloste ihre Bemühungen und kommentierte diese
mit den Worten, *„dass es in dieser Familie völlig normal ist, nur Versprechen zu machen, aber keine Taten folgen zu lassen."* Bei einem Famili-
engespräch eskalierte die Situation völlig. Die Eltern bezeugten ihm einmal mehr ihr Wohlwollen. Sie teilten ihm jedoch auch mit, dass sie nicht
dazu bereit wären, ihm zuliebe den Kontakt zu seinen Geschwistern zu
beenden. Raimund reagierte unerbittlich scharf und vorwurfsvoll mit den
Worten, *„wenn das so ist, will ich mit euch nichts mehr zu tun haben."*
Raimund sah die alleinige Verantwortung für den Konflikt bei seinen Eltern. Es fehlte ihm an Schuldeinsicht und folgend auch an Reue. Die Mutter verspürte starke Schuldgefühle: *„Was habe ich nur falsch gemacht?"*
Der Vater entschied, sich in der Arbeit noch mehr zu engagieren.

Der Gesprächsprozess in dieser Familie war auf Eskalation angelegt. Zu
meinem Erstaunen fühlten sich alle Beteiligten nach dem Eklat freier. Die
Eltern übten sich in den folgenden Jahren darin, Raimund ihre Liebe nicht
wie sonst durch Taten und Worte, sondern über die Sphäre der Geistigkeit und Spiritualität zu schenken. Raimund kam einmal im Monat zur
Psychotherapie. In ihm vollzog sich ein Wandel: Erstmals nach vielen Jahren erhielt seine Mutter zum Geburtstag eine SMS mit den Worten: „Alles
Gute, Mama." Das Unvermögen, mit seiner eigenen Schuld und mit der
von anderen umzugehen, war der Grund für die eigentliche und tief gehende noetische Erschütterung in seinem Leben. Nachdem er gelernt
hatte, wieder auf sein Gewissen zu hören, konnte er auch den Prozess
der Vergebung, der Wiedergutmachung und des selbstbarmherzigen Umgangs zulassen. Raimunds Verbitterung löste sich langsam und in kleinen
Schritten auf. Die logotherapeutische Haltung, die hinter die harte Fassade blickt, war bei diesem Gesprächsprozess immens hilfreich.

Sozialpsychologische Experimente nach Milgram und Asch

Wie sehr Anpassungsmechanismen und gruppendynamische Einflüsse das eigene Verhalten prägen, zeigen die beiden sozialpsychologischen Experimente, jenes nach Stanley Milgram und das von Solomon Asch.

Psychologisches Experiment nach Stanley Milgram

Der Psychologe Stanley Milgram, geboren 1933, stellte 1961 fest, dass die Bereitschaft zum Gehorsam eine Voraussetzung für aggressives Verhalten ist. Sein Experiment sollte ursprünglich dazu dienen, Verbrechen aus dem Holocaust sozialpsychologisch zu erklären. Freiwillige Versuchspersonen, 40 Männer im Alter zwischen 20 und 50 Jahren, wurden unter der Vorgabe einer wissenschaftlichen Studie via Zeitungsanzeige zu einem Experiment an der Universität Yale eingeladen. Darunter waren beispielsweise Postbeamte, Verkäufer und Ingenieure. Die einzige Versuchsperson bei diesem Experiment, folgend „Lehrer" genannt, wurde vom Versuchsleiter (VL), ein Schauspieler, empfangen. Nach einer Information über die Notwendigkeit des Experiments für die Wissenschaft durch den VL wurden die Studienteilnehmer in einen Raum geführt, in dem ein 45-jähriger Mann, folgend „Schüler" genannt, auf einer Art „elektrischem Stuhl" gefesselt war. An seinen Handgelenken befanden sich Elektroden, deren Kabel in einen Nebenraum führten. Der Schüler war ebenfalls Schauspieler. Der VL trug an den Handgelenken des Schülers Elektrodensalbe zur Vermeidung von Verbrennungen auf und erklärte, dass die Schocks zwar schmerzhaft seien, jedoch keine bleibenden Gewebeschädigungen verursachen würden (Milgram, 1974, S. 35). Dann gingen der VL und die Versuchsperson, der Lehrer, in den Nebenraum. Der Lehrer nahm an einem Schaltpult Platz, der VL stand neben ihm.

Die Aufgabe bestand darin, sich 30 Wortpaare zu merken und durch Drücken von vier verschiedenen Knöpfen die richtige Antwort in den Nebenraum zu vermitteln. War die Antwort falsch, sollte der Lehrer den Schüler mit immer stärker werdenden Stromschlägen bestrafen und ihn vorab darüber informieren.

Es gab 30 Spannungspegel zwischen 15 und 450 Volt. Dabei wurde die Spannung nach jedem Fehler um 15 Volt erhöht. Der Schüler reagierte nach einem zuvor festgelegten Schema, abhängig von der Stärke der elektrischen Schläge. Ab einer Spannung von 45 Volt täuschte er körperliche Schmerzen vor, und bei 150-Volt-Schlägen bat er darum, vom Stuhl losgebunden zu werden.

Wann immer der Lehrer unsicher wurde, wiederholte der VL standardisierte Sätze mit drohendem Unterton, z. B. *„Bitte, fahren Sie fort!", „Das Experiment erfordert, dass Sie weitermachen!", „Sie müssen unbedingt weitermachen!"* oder *„Sie haben keine Wahl, Sie müssen weitermachen!"* Für die Versuchsperson war nicht erkennbar, dass der Schüler die schmerzvollen Krämpfe nur vortäuschte.

Entgegen den Erwartungen war das Gehorsamkeitsniveau der Versuchspersonen hoch, unabhängig von Alter, Herkunft und Bildungsgrad. Die meisten akzeptierten die Versuchsanordnung. Alle erteilten Stromschläge. 26 von 40 Probanden lösten gar Stromschläge der höchsten Voltstärke aus. Viele wurden mit zunehmender Stromstärke nervös, schwitzten, zitterten und/oder stotterten. 14 Probanden zeigten nervöse Lachanfälle. Ebenso nachdenklich stimmt der schnelle und intensive Beziehungsaufbau zwischen dem VL und den Versuchspersonen. Die Beziehung zum VL hatte gegenüber dem Leiden des Schülers Vorrang. Sein Schreien wurde entweder ignoriert oder in Kauf genommen. Entscheidend für diese Ergebnisse waren die Präsenz des Versuchsleiters und das Fehlen von alternativen Ansprechpersonen (Milgram, 1963, S. 371–374). Den Gehorsam gegenüber Autoritäten bezeichnete Milgram als *„Agens-Zustand"* (1974, S. 157), einhergehend mit einer erhöhten Empfänglichkeit für Vorschriften einer höherrangigen Person. Dabei versteht sich der Lehrer *„als Werkzeug zur Ausführung des Willens der Autorität […] und nimmt sein Handeln nicht mehr als in seiner Verantwortung liegend wahr"* (ebd.).

Konformitätsexperiment nach Solomon Asch

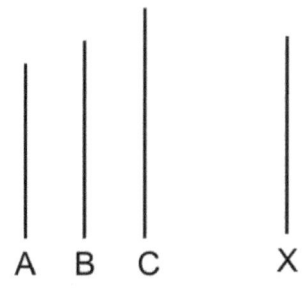

Der polnisch-US-amerikanische Sozialpsychologe Solomon Elliot Asch, 1907–1996, führte 1951 ein visuelles Wahrnehmungsexperiment mit der folgend beschriebenen Versuchsanordnung durch:

Die Untersuchung wurde mit College-Student*innen im Alter zwischen 17 und 25 Jahren durchgeführt. Sie wurden per Zufallsprinzip ausgewählt und gehörten entweder dem gehobenen, mittleren oder unteren Mittelstand an. Die Versuchspersonen befanden sich also unter ihresgleichen mit Kolleg*innen desselben Ausbildungsinstituts in einem Klassenzimmer. Während des Experiments saßen acht Studienteilnehmende hintereinander in zwei Reihen. Der vorletzte Platz war für die Untersuchungsperson vorgesehen (Asch, 1955, S. 5). Die

Teilnehmenden sollten die drei Linien mit der Standardlinie vergleichen und feststellen, welche der drei Linien dieselbe Länge wie „X" aufweist. Nur eine Linie war genauso lang wie „X". Um das Vertrauen der Testperson zu gewinnen, sollten sie in den ersten sechs Durchgängen wahrheitsgetreu antworten. Ab dem siebten Durchgang erteilten sie falsche Antworten. Die anderen Partizipierenden wurden vorab dazu angewiesen, in 12 von insgesamt 18 Durchgängen falsche Urteile abzugeben. Bei diesen „kritischen Durchgängen" schlossen sich die eingeweihten Teilnehmenden dem Falschurteil der ersten Person an. Diese wiederum folgte unbemerkt den Angaben auf einer Karte und erteilte die dort notierten falschen Antworten (Asch, 1956, S. 4).

Bei diesem sozialpsychologischen Test wurde nicht die Fähigkeit der Zuordnung einer vertikalen Linie zur Standardlinie „X" gemessen, sondern welche Antworten die Proband*innen gaben, wenn die gesamte Gruppe Falschaussagen tätigt.

Ergebnisse: Während ein Viertel der untersuchten Personen sich von der Gruppe nicht beeinflussen ließ, schloss sich ein Drittel der Versuchspersonen in der Hälfte der Durchgänge der Mehrheit an. Einige taten dies auch bei mehr als der Hälfte der Durchgänge. Trotz Gruppendruck erteilten immerhin 68 Prozent der Proband*innen bei den kritischen Durchgängen korrekte Antworten. Im Gegenzug dazu wurden bei den kritischen Durchgängen in der Kontrollgruppe so gut wie keine falschen Antworten gegeben. Die Tatsache, dass die Versuchsperson im Basisexperiment allein gegen eine Mehrheit stand, die sich in ihren Falschmeldungen stets einig war, war für das Komfortgehen mit der Gruppe offensichtlich ausschlaggebend. Das zeigen die Ergebnisse, in denen die Einstimmigkeit der eingeweihten Teilnehmenden auf unterschiedliche Weise unterbrochen wurde, beispielsweise indem der Versuchsperson ein richtig liegender Partner, „true partner", zur Seite gestellt wurde, der jeweils vor ihr an der Reihe war, zu antworten. Interessant ist auch folgendes Ergebnis: Nach dem Wegfall des true partner, dieser kündigte vorab an, dass er einen Termin wahrnehmen müsse, stieg die Konformität der Versuchsperson mit der Gruppe wieder an. Das Experiment wurde auch dahingehend variiert, dass der Versuchsperson ein falsch liegender Partner, „compromise partner", zur Seite gestellt wurde. Die Eingeweihten gaben die Antworten, die von der Standardlinie am meisten abwichen. Der compromise partner gab zwar nicht die korrekte Antwort, befand jedoch stattdessen, dass jeweils die mittlere Linie stimmte. Daraufhin verringerte sich die Tendenz zur Falschaussage bei den Untersuchungspersonen (Asch, 1956, S. 1–3).

Ein Gegenstandsbereich des noch jungen und dynamischen Wissenschaftsfeldes der Neuroethik ist unter anderem die Reflexion neurowissenschaftlicher Forschung für die Ethik und für das Recht. Durch die interdisziplinäre Verschränkung neurophilosophischer und medizinethischer Themen sollen Antworten auf gesellschaftlich wichtige Fragen gegeben werden, etwa auf den Zusammenhang zwischen Willensfreiheit und Autonomie, auf die Verschränkung von personaler Identität, moralischer Verantwortlichkeit und Schuldfähigkeit, oder im Hinblick auf die Möglichkeiten und Grenzen der Kriminalprävention. Ferner wird der Zusammenhang zwischen der moralischen Intuition mit der Ontogenese und der Moralfähigkeit untersucht sowie zwischen neurologischen Erkrankungen wie Temporallappenepilepsie und Migräne mit bestimmten religiösen Erfahrungen. Erforscht wird überdies die neurologische Fundierung von religiös begründeten Moralsystemen (Müller et al., 2018, S. 91–102).

Einige Neuroethiker*innen beanspruchen für sich, vom *„zerebralen Sein"* auf das *„moralische Sollen"* (ebd., S. 98) schließen zu können. Andere versuchen, nachzuweisen, dass sich der fortwährende Widerstreit zwischen den großen moralphilosophischen Theorien, der Tugendethik, dem Utilitarismus und der Deontologie durch empirische Untersuchungen erklären ließe. Für unabdingbar erachten einige Autor*innen die Diskussion über neurotechnisches „Moral Enhancement", um das Überleben der technologisch und militärisch hoch gerüsteten, aber moralisch verarmten Menschheit zu sichern. Geführt werden überdies Debatten über ein neurotechnologisch hergestelltes Moral Enhancement für Sexualtäter*innen und psychopathische Kriminelle, die ein moralisches Defizit haben, jedoch keine psychiatrische Erkrankung. Der Konsens zwischen den Neuroethiker*innen besteht darin, dass neurowissenschaftliche Untersuchungen im Hinblick auf normative Diskussionen relevant sind und für die Klärung des Moralverständnisses einen wichtigen Beitrag leisten. Auf heftige Kritik stieß beispielsweise der Harvardprofessor für „Moral Neuroscience", Joshua Greene, der mittels funktioneller Magnetresonanztomografie den Disput zwischen Utilitarismus und Deontologie neurowissenschaftlich erklärte. Andere Expert*innen dieses Fachgebiets bezweifeln, dass es ein personenübergreifendes und wiederauffindbares neuronales Korrelat der Moralität überhaupt gibt (ebd., S. 100–101).

III Schuld und Schuldgefühl

Folgend werden zwei Situationen im Straßenverkehr beschrieben, von denen die erste von einem Lenker handelt, der bewusst andere Verkehrsteilnehmende und sich in eine tödliche Gefahr brachte. Der Lenker handelte schuldhaft, wahrscheinlich ohne Einsicht und Reue. Die zweite Situation beschreibt, wie eine Autofahrerin damit gerungen hat, die Tatsache, dass sie in einen Unfall mit einem Kind verwickelt war, zu bewältigen. Aus einem Verhalten oder einer psychischen Verfassung einer Person ist es nicht möglich, auf die konkrete Ursache zu schließen. Ebenso ist aufgrund eines bestimmten Ereignisses nicht vorhersagbar, wie die emotionale Reaktion eines Menschen darauf aussehen wird. Eines ist gewiss: Beide Personen benötigen Hilfe.

Spaß am tödlichen Risiko: Schuld ohne Schuldgefühl

Mein Ehemann und ich befanden uns auf der Heimfahrt von einem Möbelhaus. Es dämmerte und die Straßen waren regennass. Weil ich ursprünglich nur nach einem Zierpolster Ausschau gehalten hatte und schließlich eine Kommode kaufte, hatten wir Spaß ob meiner Spontanität, die stets für kleinere und größere Überraschungen in unserem Leben sorgt. Um das Mobiliar mit dem Wagen transportieren zu können, veränderten wir die Sitzpositionen und ließen den Fahrer- und Beifahrersitz im Auto ein paar Zentimeter weiter vorne einrasten. *Auf den wenigen Kilometern wird schon nichts passieren,* dachten wir beide. Plötzlich brach auf einer Freilandstraße und nur wenige Meter vor unserem Wagen ein Auto aus dem Gegenverkehr aus und raste mit hohem Tempo auf uns zu. Ich erinnere mich an die Scheinwerfer des entgegenkommenden Pkw, die ich im Schock überdimensional groß vor uns aufleuchten sah. Mein Mann reagierte rasch und bremste den Wagen stark ab. Im Rückspiegel konnte er sehen, dass der Lenker dieses Wagens wenige Sekunden, nachdem er wieder auf seine Fahrspur gewechselt hatte, auch die hinter uns Fahrenden lebensbedrohlich gefährdete und auf sie zuraste. Wir hatten zweifaches Glück: es kam zu keinem Crash und die Kommode, die wir im Auto transportierten, hielt dem Bremsmanöver stand. Von einem Moment auf den anderen hätte unser Leben durch einen Verkehrsrowdy enden können, der sich rücksichtslos und entgegen den gesetzlichen Vorschriften und ethischen Normen verhielt. Vorsätzlich nahm er in Kauf, Unbeteiligte einem tödlichen Risiko auszusetzen. Weil das Glück auf unserer Seite war, kam niemand zu Schaden.

Bei einem Schuldgefühl ohne reale Schuld empfindet eine Person so, als hätte sie einem anderen Menschen bewusst Leid bzw. Schaden zugefügt, was jedoch bei einer objektiven Betrachtung nicht der Wahrheit entspricht. Kaum eine andere emotionale Wahrnehmung erweist sich als derartig hartnäckig und anhaltend wie das Schuldgefühl. Ein Schuldgefühl zu haben, verweist auf einen intakten Persönlichkeitskern. Betroffene berichten, dass ein Sich-schuldig-Fühlen viel schwerer wiegt als eine begangene Schuld, etwa durch Missachtung gesetzlicher Bestimmungen.

Es war Winter und draußen war es bereits dunkel. Lara, 36 Jahre alt, durchfuhr mit ihrem Wagen gegen 17:00 Uhr eine schmale Wohnstraße. Gehwege waren keine angelegt. Gewissenhaft, wie sie 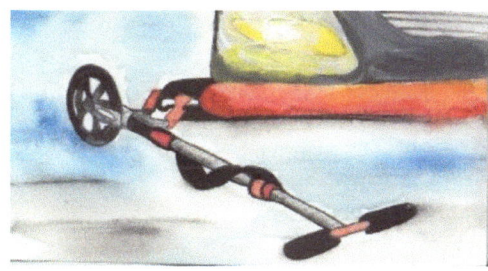 war, hielt sie sich an die zulässige Höchstgeschwindigkeit von 30 km/h. Hohe Hecken verdeckten die Sicht auf Hauszufahrten. Die fröhliche Stimmung nach dem Zusammensein mit ihren Freunden wirkte noch in ihr nach. Plötzlich und wie aus dem Nichts tauchte ein Kleinkind auf einem Dreirad auf. Ein grauenvolles kurzes hartes metallisches Geräusch war zu hören. Für den Bruchteil einer Sekunde hatte Lara im rechten Augenwinkel ein Kind wahrgenommen, ehe es unter die Räder des Pkw geriet. Das Fahrzeug kam ruckartig zum Stehen. Laras Herz raste. Sie fühlte Panik: *Was war geschehen? Oh mein Gott, bitte nicht!*, dachte sie.

Einige Monate später

Der Zusammenstoß hat sich unauslöschlich in Laras Erinnerung eingraviert. Sie fand tagsüber keine Ruhe und nachts keinen Schlaf, arbeitete bedeutend mehr als sonst, fuhr auch an Wochenenden in die Firma, um sich von den Gedanken an den Unfall abzulenken. Sie fuhr nur noch selten mit dem Auto zur Arbeit, meistens nahm sie den Zug. Wenn auch keine Fahrlässigkeit im juristischen Sinne vorlag und der Unfall für Lara und das Kind unabwendbar war, quälte sie ein hartnäckiges Schuldgefühl: *„Wäre ich bei Tageslicht nach Hause gefahren, wäre das Kind unverletzt geblieben"* und *„ich hätte vorsichtiger fahren müssen."*

Drei Jahre später

Laras Stimmung schwankte ohne ersichtlichen Anlass. Sie fühlte sich erschöpft, war gereizt oder fing spontan zu weinen an. Die Beziehung zu ihrem Partner befand sich längst in einer Schieflage. Den Symptomen lag vermutlich eine Depression zugrunde, vermutete die Psychiaterin.

Laras Fahrstil war verantwortungsvoll, weder fahrlässig noch gefährlich. Der Unfall wäre im Moment nicht vermeidbar gewesen. Es handelte sich hierbei um ein Schuldgefühl ohne reale Schuld. Weil kein Mensch davor gefeit ist, eine ähnliche schicksalhafte Situation wie Lara zu erleben, ist es das wert, sich über Möglichkeiten zur Gestaltung des je individuellen Schicksalsraumes Gedanken zu machen, so wir nicht Opfer unglücklicher Zufälle oder des Schicksals werden wollen. Lara stand vor der Aufgabe, nach einem geistigen Zugang zu forschen, um das Unveränderbare ertragen zu können (Frankl, 1946, S. 89).

Bedeutsam ist die Unterscheidung der Begriffe „Schuld" und „Schuldgefühl". Im juristischen Sinn lädt eine Person dann **Schuld** auf sich, wenn sie wissentlich und absichtlich ein Fehlverhalten zeigt. Im Strafgesetzbuch (1975, § 4) heißt es: *„Strafbar ist nur, wer* [vor dem Gesetz] *schuldhaft handelt."* Wer bei einem gesetzlich strafbaren Delikt ertappt wird, muss mit einer strafrechtlichen Verfolgung oder einer verwaltungsstrafrechtlichen Verurteilung rechnen. Eine reale Schuld im juristischen Sinn ist dann ausgeglichen, wenn die Strafauflagen erfüllt wurden. Im Falle eines **Schuldgefühls** empfindet die Person, als hätte sie eine reale Schuld auf sich geladen.

Schuld aus Sicht der Logotherapie

Es obliegt dem einzelnen Menschen, zu entscheiden, ob er die Würde anderer missachtet oder achtet, ob er eine *„persönliche Schuld"* (Frankl, 1990, S. 99) oder einen *„persönlichen Verdienst"* (ebd.) zu einem untilgbaren Bestandteil seines Lebens machen will. Schuld verweist auf eine Gewissensverfehlung, auf ein *„Sinn-Versäumnis, das – einmal historisch geworden – ins Schicksalshafte geronnen ist"* (Lukas, 1991, S. 35). Auch ein Unterlassen kann zu einer persönlichen Schuld führen, jedoch steht es nur jenen zu, darüber zu urteilen, die zuvor selbst unter Beweis gestellt haben, dass sie in der gleichen Situation anders gehandelt haben (ebd.). Frankl konstituierte, dass jeder Mensch ein Recht darauf hat, für schuldig befunden zu werden, weil er ansonsten ein bloßes Opfer der Umstände ist, dem die Möglichkeit zur Überwindung der Schuld abgesprochen wird (Frankl, 1990, S. 56).

Selbst die Liebe bewahrt nicht vor dem Schuldigwerden; sie hilft jedoch bei der seelischen Heilwerdung

Zum Menschsein gehört beides: das Schuldigwerden und die Erfahrung von Unrecht. Je enger, vertrauter und liebevoller eine zwischenmenschliche Beziehung ist, desto weniger bedarf es eines psychischen Schutzschildes, etwa das der Wachsamkeit und Vorsicht. Kommt es dann aber zu einer Kränkung, fühlen wir uns ungeschützt und sie trifft uns „mitten ins Herz", weshalb wir außergewöhnlich stark darauf reagieren. Auch der liebende, achtsame und gläubige Mensch ist nicht davor gefeit, einem anderen einen seelischen Schmerz zuzufügen, weil jede und jeder an manchen Tagen überfordert und haltungsschwach ist, sich im Ton vergreift oder sich der Notlüge bedient.

Die Balancierung zwischen Schuldrisiko und Wertepräferenzen

Abseits der Begriffsbedeutungen von Schuld und Schuldgefühl muss jede Person die Balance zwischen einem akzeptablen und inakzeptablen Schuldrisiko für sich selbst definieren.

Die Werteabwägung beginnt schon bei der Zeugung eines Kindes

Bereits bei der Zeugung riskiert ein Paar, dass das Kind eine zerebrale Missbildung aufweisen und zeitlebens ein Pflegefall sein könnte. Weil das Paar die Erfüllung ihrer Liebe in einem gemeinsamen Kind sieht, nimmt es das Risiko in Kauf, ein körperlich und/oder geistig beeinträchtigtes Kind zu bekommen. Die tiefe und wahrhaftige Freude über die bevorstehende Elternschaft gibt gesundheitliche den Nachrang.

Die sanfte Geburt ließ die Risiken einer Hausgeburt in den Hintergrund treten

Ein weiteres Beispiel aus meiner Praxis ist eine werdende Mutter, die ihrem zweiten Kind ein besonders harmonisches Ankommen im Leben ermöglichen wollte. Weil die erste Geburt unkompliziert verlaufen war, wollte die schwangere Frau zu Hause entbinden. Doch es kam zu einer akuten Plazentainsuffizienz. Das Kind erlitt einen folgenschweren Sauerstoffmangel, der in einem Krankenhaus eher und erfolgreich hätte behoben werden können. *„Bin ich schuldig?"*, fragte die verzweifelte Frau.

Die Kenntnis über die eigenen Wertepräferenzen bestimmt auch das Werturteil über sich selbst

Ob Sie sich situativ schuldig fühlen oder nicht, steht in einem starken Zusammenhang mit Ihren Prägungen, Erfahrungen und den ganz persönlichen Wertepräferenzen.

Denken Sie nur an Diskussionen, bei denen Sie in der Sache unnachgiebig sein müssen, Ihren Standpunkt respektvoll kommunizieren und dennoch als z. B. arrogant eingeschätzt werden. Oder, um ein weiteres Beispiel zu nennen, Sie kommen einer Einladung aus dem Freundeskreis nicht nach, weshalb diese Ihnen vorwerfen, Sie würden den freundschaftlichen Beziehungen zu wenig Aufmerksamkeit schenken.

Nun haben Sie die Wahl, sich *für* oder *gegen* sich selbst zu entscheiden. Sagen Sie „Ja" zu Ihren Bedürfnissen, bedeutet dies häufig ein „Nein" gegenüber dem Verlangen der anderen. Sofern Sie eine Klarheit darüber haben, welche Werte Ihrem Standpunkt zugrunde liegen, können Sie eher dazu stehen, ohne sich schuldig zu fühlen. Verlieren Sie jedoch Ihre Wertepräferenzen aus dem Blick, geraten Sie leichter in eine Gewissensnot und die Rückmeldungen anderer treffen Sie bis ins Mark. Hierbei klopft das Gewissen an die Tür und fordert Sie dazu auf, situativ die Rangordnung der Werte zu prüfen, ggfs. zu korrigieren, dazu auch vor anderen zu stehen und danach zu handeln. Dies liegt in Ihrer Verantwortung. Wie andere mit Ihrer Werteentscheidung umgehen, liegt in deren Entscheidungsraum. So Sie dennoch entgegen der Hoffnung Ihrer Mitmenschen agieren, seien Sie sich gewiss, dass dies bestimmt nicht die erste Zumutung in deren Leben ist und niemand daran zerbrechen wird.

Das Spektrum der Möglichkeiten, schuldig zu werden, ist riesengroß, im Großen wie im Kleinen. Wer will, findet 1.000 Gründe, weshalb sie/er/es sich schuldig fühlen könnte. Wer beispielsweise das fünfte Gebot *„Du sollst nicht töten"* (BibleServer EU, 2016, o. S.) wortwörtlich auslegen möchte, scheitert schon an der Tatsache, dass jeder Schritt das Leben einer Vielzahl an Insekten auslöscht. Während die einen das Zertreten der Kleinstlebewesen für unvermeidbar erachten, fühlen sich andere deswegen schuldig.

Der 20-jährige Roman übersah beim Abbiegen mit seinem Pkw einen herannahenden Motorradfahrer. Es kam zum Crash. Der Lenker des Motorrades rang wochenlang um sein Leben. Infolge dieses Unfalls wurde ihm ein Bein abgenommen, er war querschnittgelähmt und wurde mit 52 Jahren für arbeitsunfähig erklärt. Beide Männer wohnten in demselben Ort, nur wenige Straßen voneinander entfernt.

Roman war ein überaus gewissenhafter Mensch. Er ging mit sich nach diesem Widerfahrnis hart ins Gericht und wusste nicht, wie er diese Erfahrung jemals sinnstiftend in seinen künftigen Lebensentwurf integrieren konnte. Er nahm daher eine psychotherapeutische Unterstützung in Anspruch. Für Roman waren Menschen, Zeiten und Orte, wo er klagen und mit der Unerbittlichkeit des Schicksals hadern konnte, extrem wichtig. Er ersehnte ein Gegenüber, bei dem er alle Gefühle vorbehaltlos äußern durfte. Angesichts solcher einschneidenden Lebenserfahrungen braucht es zuallererst Klageräume, dann erst ist die Arbeit an der Haltung wieder möglich. *„Leichter wäre es, wenn ich das Opfer wäre, nicht der Täter"*, so Roman im persönlichen Gespräch. Die Familie bedeutete für Roman eine wichtige Stütze. Auch im Rahmen der psychotherapeutischen Beziehung konnte er sich als wertvoller Mensch erfahren, fühlte er sich verstanden und zutiefst wertgeschätzt. Es sind oftmals die Beratenden bzw. Therapeut*innen, die stellvertretend für die Betroffenen die Hoffnung tragen, dass sich das Leben eines Tages wieder lebenswert und freudvoll anfühlen wird. In der mitfühlenden, verlässlichen zwischenmenschlichen Beziehung erfahren sich Menschen wie Roman als wertvoll, allem zum Trotz. Ich glaube daran, dass der Tag kommen wird, an dem Roman wieder in den Spiegel blicken und zu sich sagen kann: „Es ist gut, dass es mich gibt."

In meiner Praxis gibt es einen aus Holz gefertigten Engel mit einer goldenen Kugel in der Hand. Darin, so meine Assoziation, wartet der aktuell (noch) nicht sichtbare Ressourcenreichtum meiner Klient*innen darauf, nach und nach gesichtet und entfaltet zu werden. Um die symbolische Kraft des Engels wirksam werden zu lassen, steht er im Blickfeld von mir und von den Hilfesuchenden. Dadurch fokussiere ich mich auf das vorhandene Potenzial meines Gegenübers, das früher oder später zur Entfaltung kommen wird. In allem, was ich tue oder sage, transportiere ich eine heilstiftende Haltung, und erfahrungsgemäß beseelt diese Hoffnung auch die Hilfesuchenden.

Auswirkungen von Schuldgefühlen auf die Lebensführung

„„Das habe ich getan', sagt mein Gedächtnis. ,Das kann ich nicht getan haben', sagt mein Stolz und bleibt unerbittlich. Endlich gibt das Gedächtnis nach" (Nietzsche, 1954, S. 625).

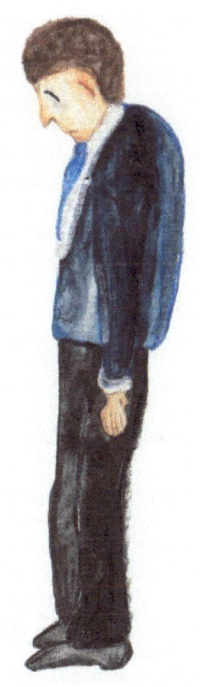

Schuldgefühle werden als bedrohlich und unangenehm wahrgenommen; sie sind langlebig und unnachgiebig. Betroffene hängen sich Schuldgefühle oftmals wie einen schweren Mantel um. Gebeugt und mit zu Boden geneigtem Blick gehen sie durchs Leben, das sich bald nur noch mühselig anfühlt. Schuldgefühle haben die Tendenz zur Chronifizierung und Verselbstständigung, so sie nicht als Weckruf zur Gewissenserforschung wahrgenommen werden und der dahinterstehende Entwicklungsauftrag erfasst wird. Wer die Auseinandersetzung mit ihnen scheut, wird bald mit den krank machenden Auswirkungen konfrontiert: Getriebenheit, Schlafstörungen, Suchtverhalten, Depression, Burn-out, Arbeitsunfähigkeit oder eine existenzielle Sinnkrise, um einige zu nennen. Diese Gewissensqual hat das Potenzial, die Lebensfreude von einem Moment auf den anderen und fortan zu trüben, bis sich irgendwann das Leben unter diesen Vorzeichen nicht mehr lebenswert anfühlt und die Betroffenen die Erlösung durch den Suizid erhoffen. Eine labile Persönlichkeitsstruktur, ein geringes Selbstwertgefühl oder eine übermäßige Selbstkritik tragen beispielhaft dazu bei, dass sich eine Schuld eingebildet wird. Wieder andere versuchen, durch verschiedene Abwehrweisen die Gewissenslast zu lindern, wie im Kapitel „Wege der Abwehr von Gewissensangst" beschrieben.

Überdies schwindet die Fähigkeit zur realistischen Selbsteinschätzung, weshalb es kaum möglich ist, eine Situation ohne Hilfe von außen rational zu beleuchten. Irgendwann kann die co-abhängige Frau eines alkoholkranken Partners nicht mehr unterscheiden, wer nun die falschen Entscheidungen trifft. Wenn sie ihn darauf anspricht, dass der Alkoholkonsum zu hoch sei, und er sich darüber beschwert, weil sie *„massiv übertreibt"*, wird sie unsicher und fühlt sich schuldig, weil sie ihm *„das wohlverdiente Bier nach einem langen Arbeitstag nicht gönnt"*, wie er sagt.

Weil es schleichend zur Übernahme von Fremdverantwortung kommt, verringert sich die Fähigkeit, zwischen Selbst- und Fremdwahrnehmung, folgend zwischen Selbst- und Fremdverantwortung, zu unterscheiden. Die Fähigkeit, eigene Bedürfnisse wahrzunehmen und Möglichkeiten und Grenzen realistisch einzuschätzen, geht mit der Zeit verloren. Auch die Selbstachtung und das Bewusstsein, dass man eine Person ist, die Wertschätzung und Empathie verdient, gehen verloren. Bald stehen nur noch die Interessen der anderen im Vordergrund, während die eigenen kaum noch Berücksichtigung finden. Menschen, die sich schuldig fühlen, streben nach Wiedergutmachung. Weil sie weder von ihrem sozialen Umfeld noch von sich selbst eine Absolution bekommen, geraten sie in ein Getrieben-Sein. Nach außen hin wirken sie stark. Im Inneren fühlen sie sich ausgepowert, weshalb sie auch ihren authentischen Möglichkeiten nicht mehr gerecht werden können.

Wer die Wurzeln von Schuldgefühlen orten kann, kann sie in der Regel auch beheben

Schuldgefühlen liegen unzählige Auslöser zugrunde, die den Betroffenen vielfach nicht bewusst sind, weil sie häufig frühkindlich geprägt sind. Einer meiner Klienten erkannte im Zuge einer tiefenpsychologischen Figurenaufstellung auf dem Familienbrett, dass die Wurzeln seines Schuldgefühls gegenüber seinen Kindern in der frühkindlichen Bindung zu seiner Mutter lagen. Weil sein Vater ein Despot gewesen war, die Mutter sehr darunter gelitten hatte und mein Klient ihr nicht hatte helfen können, fühlte er sich ihr gegenüber zeitlebens schuldig, was ihm jedoch nicht bewusst war. Dieses Gefühl wurde immer dann in ihm reaktiviert, wenn er nahestehenden Mitmenschen nicht helfen konnte, *„denn dann"*, erzählte er, *„fühlt es sich genauso an, wie damals, als ich noch ein Kind war und meiner Mutter nicht helfen konnte."* Das Therapieziel lag darin, der Mutter die Verantwortung für den Umgang mit dem Vater in Form eines Rituals wieder zurückzugeben und sich von dem Anspruch zu lösen, dass er die Mutter „retten" muss. Mein Klient hatte im Zuge der „Verelterlichung", auch „Parentifizierung" genannt, als Kind die emotionalen Lasten eines Erwachsenen getragen. Von diesem Mechanismus, der im späteren Leben oftmals für Schuldgefühle verantwortlich ist, galt es, sich zu lösen, wobei allein schon das Erkennen der unbewussten Dynamik für ihn extrem hilfreich war.

Eine sinnvolle Aufgabe hilft bei der Überwindung von Schuldgefühlen

Als ich 2012 Wolfgang begegnete, mit ihm verbindet mich eine tiefe Seelenliebe, kam es auch zu einer Veränderung der Beziehungen, die unser beider bisherige Leben geprägt hatten. Unser Leben, auch das seiner früheren Partnerin/meines früheren Partners, erfuhr eine massive Erschütterung. Wir entschieden, nach Kalkutta zu reisen, um dort als Volontäre tätig zu sein, wissend, dass die Hinwendung zu einer sinnvollen Aufgabe bei der Bewältigung von Lebenskrisen hilfreich sein kann. Wir hofften, mehr Klarheit über unsere gemeinsame Berufung zu erfahren. Wir dienten in dem ersten von Mutter Teresa 1952 gegründeten Sterbehaus „Nirmal Hriday" in Kalighat und in der Krankenambulanz von Nirmala Shishu Bhavan, das ist ein Kinderheim in Kalkutta, das heutige Kolkata.

Beim Nachdenken über zentrale Lebenswerte, den Auftragscharakter des Lebens an uns, und über konkrete Wege sinnstiftenden Wirkens in unserer Gesellschaft distanzierten wir uns von unseren eigenen Schuldgefühlen, was sich für den Entscheidungsprozess, in dem wir beide standen, äußerst hilfreich erwies. Wir wollten unser Leben kritisch beleuchten und die Wertepräferenzen neu bestimmen. Die intensive Auseinandersetzung mit unseren Schuldgefühlen führte schließlich zu der Einsicht, dass wir nicht „schuldig" sind, weil wir einander lieben. Niemals hätten wir der ehemaligen Partnerin/dem ehemaligen Partner Leid zufügen wollen. Vielmehr handelte es sich um ein Schuldgefühl uns selbst gegenüber, weil es uns noch nicht möglich war, „Ja" zur Veränderung und „Ja" zu den eigenen Bedürfnissen zu sagen. Auch durften wir lernen, vertrauensvoll „Ja" zu unserer früheren Partnerin und zu dem früheren Partner zu sagen. Unsere Erfahrungen haben wir in dem Buch „Kalkutta – Indien. Volontariat in Einrichtungen von Mutter Teresa" (2020) niedergeschrieben.

Praxisbeispiel: Victorias Schuldgefühl nach der Trennung

Meine Klientin Victoria war 25 Jahre mit Peter verheiratet. Vor etwa 15 Jahren verlor Peter im Zuge einer Umstrukturierung in der Firma, in der er tätig gewesen war, seine hohe und gut bezahlte Position. Viele seiner Kolleg*innen waren in einer ähnlichen Lage. Frustration machte sich breit. Fortan wurde Peter immer behäbiger. Gegenüber Victoria verhielt er sich zunehmend aggressiv und zynisch. Soziale Kontakte und Hobbys legte er zur Seite und verbrachte stattdessen die Abende auf der Couch liegend vor dem Fernseher. Die zur Gewohnheit gewordene üppige Mitternachtsjause führte zu einer starken Gewichtszunahme und weiterführend zu Bewegungseinschränkungen und Atembeschwerden. Notwendige Sanierungsarbeiten am Haus, auch Unternehmungen mit Victoria, wurden auf *„irgendwann"* aufgeschoben. Peter gab sich völlig der Frustration hin. Am meisten litt Victoria an Peters Alkoholkonsum. Wenn sie ihn darauf ansprach, bezeichnete er sie als *„keifend"* und *„nervig."* Beinahe täglich fand sie morgendlich bis zu 2 leere Weinflaschen im Keller vor, und einen Wohnzimmertisch, der mit Speiseresten verunreinigt war. Schon bald vernachlässigte Peter die Körperhygiene. Angetrunken und ungewaschen legte er sich nach Mitternacht zu Victoria ins Bett. Das Übergewicht verursachte ein lautes notorisches Schnarchen. Peter fühlte sich als ärmliches Opfer der Umstände. Für sein unehrenhaftes und unachtsames Verhalten gegenüber Victoria empfand er keinerlei Einsicht. Victorias wiederholte Bitte, er möge Hilfe, z. B. eine Gesprächstherapie, in Anspruch nehmen, wies er verärgert zurück, da dies einer Bloßstellung gleichkäme. Victoria, sie war vollzeitbeschäftigt, übernahm schon bald alle Aufgaben rund um Haus und Garten. Ihr nahestehende Personen blickten besorgt auf sie. Sie arbeitete unentwegt. War sie nicht gerade in Sorge um Peter, so war sie mit dem Verarbeiten von zugefügten Kränkungen durch ihn beschäftigt. Innerlich fühlte sie sich sehr einsam: *„Äußerlich fehlt es mir an nichts. Doch seelisch verhungere ich."*

Ihre Meinung gegenüber Peter wurde zunehmend ambivalent: einmal verstehend, was die beruflichen Umstände betraf, das andere Mal verärgert ob seiner fehlenden Veränderungsbereitschaft. Dass Peter wiederholt alkoholisiert mit dem Auto fuhr, belastete sie. Das jahrelange und alltägliche menschliche Versagen in Sachen Moral legte sich wie ein Schatten auf Victorias Leben. Schließlich dominierte in ihr das Gefühl, dass *sie* es war, die Peter, *„der es so schwer hatte"*, zu wenig Verständnis entgegenbrachte.

Doch dann schaltete sich das Leben ein. Victoria begegnete einem Mann. Die beiden empfanden zueinander eine einzigartige und tiefe Liebe. Plötzlich war da eine Person, die ihr respektvoll gegenübertrat und aufrichtig daran interessiert war, welche Bedürfnisse und Sehnsüchte Victoria hatte. Sie fühlte sich erstmals in ihrer Wesenhaftigkeit wirklich gesehen und erkannt. Schweren Herzens rang sich Victoria dazu durch, wahrhaftig mit Peter über ihre tiefen Gefühle zu diesem Mann zu sprechen. Sie konnte und wollte diese Begegnung vor Peter nicht verbergen. Kurzerhand befahl ihr Peter, dass sie unverzüglich aus dem Haus ausziehen solle. Auch verlangte er die Scheidung. *„Einen Treuebruch"*, so Peter, *„kann ich nicht verzeihen."* Victoria bezog eine kleine Einzimmerwohnung in einer anderen Stadt. Das Schuldgefühl zog mit ihr aus. Victoria: *„Der arme Peter! Jetzt habe ich ihm auch noch die Beziehung genommen. Dafür trage ich die Verantwortung. Das ist unverzeihbar."* Sie war nahe darin, sich dem Glück und der Liebe zu dem neuen Mann in ihrem Leben zu entsagen.

Peter brach nach der Trennung jeglichen Kontakt mit Victoria ab, weil ein solcher für ihn *„zu schmerzvoll"* gewesen wäre. Nach einigen Jahren begegneten die beiden einander zufällig in einem Kaffeehaus. Peter hatte sich soeben wieder von einer Partnerin getrennt. Victoria vernahm die gleichen Klagen im selben Wortlaut, wie in den Jahren der ehelichen Beziehung. Erstaunt stellte sie fest, dass Peter immer noch allen anderen die Verantwortung und somit die Schuld für sein *„schweres Leben"* übertrug: den Kolleg*innen, der Lebensgefährtin, seinen Vorgesetzten, der Nachbarschaft und schließlich der ganzen Gesellschaft. Das Treffen zwischen Victoria und Peter dauerte zwei Stunden, in denen er ausgiebig klagte, ohne sich dabei auch nur einmal nach Victorias Befinden zu erkundigen.

Fünf Jahre nach der Trennung von Peter und nachdem Victoria psychotherapeutische Hilfe zur Bewältigung des Schuldgefühls gegenüber Peter in Anspruch genommen hatte, fühlte sie sich wieder *„im eigenen Leben heimisch."* Ungeachtet dessen, dass das Schuldgefühl dann und wann noch an die Tür klopfte, hatte sie das Gespür für ihre eigenen Bedürfnisse wiedergefunden. Der inneren Getriebenheit, die rasch in einen übermäßigen Aktionismus überging, konnte sie eher und entschiedener entgegenwirken.

Die Dynamik des Schuldgefühls zwischen Peter und Victoria

*„Ich wage es, mich nicht verantwortlich für dich zu fühlen.
Ich lasse dich deinen eigenen Weg finden, nicht weil ich dich nicht liebe,
sondern weil ich dich liebe"* (Schaffer, 1987, S. 48).

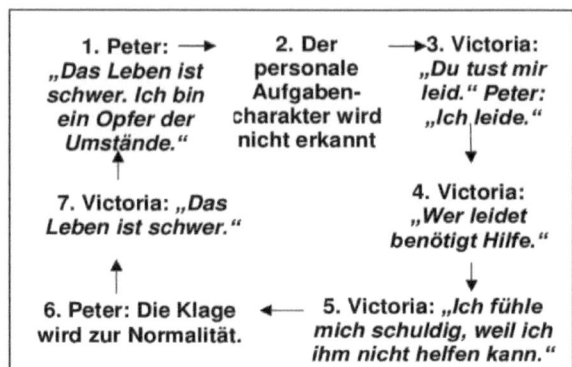

Hinter dem Schuldgefühl entwickelt sich oftmals eine Dynamik, die den Betroffenen überwiegend nicht bewusst ist. Ich erläutere sie folgend am Beispiel von Victoria und Peter:

1) *Peter: „Das Leben ist schwer. Ich bin ein Opfer der Umstände."*

Er stand vor der Herausforderung, eine berufliche Enttäuschung zu überwinden. Weil er sich mit seinem Problem nicht befasste, verzichtete er zugleich auf gestaltendes und entscheidendes Handeln. Nicht er, sondern Viktoria fühlte sich für die Lösung seines Problems verantwortlich. Eine vorübergehende Verantwortungsübernahme ist jedoch nur dann angebracht, wenn es sich beispielsweise um ein Kind handelt, wenn sich eine Person in einer akuten körperlichen oder psychischen existenziellen Krise befindet, geistig bzw. körperlich schwer beeinträchtigt ist und für sich selbst nicht sorgen kann.

2) **Der personale Aufgabencharakter wird nicht erkannt.**

Sich einer Herausforderung nicht zu stellen, verstärkt das Opferdasein. Der Begriff „Ver*antwort*ung" beinhaltet den Terminus „Antwort". Im übertragenen Sinn ist damit die personale Beantwortung des Aufgabencharakters an Peter gemeint, die er jedoch nicht übernimmt.

3) **Victoria: „Du tust mir leid."** Peter: **„Ich leide."**

Victorias Mitleid gegenüber Peter bestätigte ihn im Opfer-Dasein.

4) **Viktoria: „Wer leidet, benötigt Hilfe."**

Peter erachtete seine Lebenslage als unlösbar. Eine Sinnkrise stellte sich ein. Weil Victoria die Herausforderungen, die das Leben an Peter stellte, zu bewältigen versuchte, konnte sie nur *ihre* eigenen Antworten auf Basis *ihrer* Lebenserfahrungen geben. Doch welcher Sinn erfüllte sich dadurch für Peter? Wurde dadurch nicht eher Unsinn als Sinn gestiftet, wenn auch in bester Absicht?

5) **Viktoria: „Ich fühle mich schuldig, weil ich Peter nicht helfen kann."**

Peter sah keinen Anlass, sich von der Couch zu erheben, um aktiv an der Verbesserung seiner Lebenssituation zu arbeiten. Weil Victoria Peters Defizit an existenziellem Sinnerleben nicht ausgleichen konnte, verspürte sie Schuldgefühle, hatte sie doch die Verantwortung für sein Heil-Sein übernommen. Wer sich schuldig fühlt, strebt nach Wiedergutmachung.

6) **Peters Klage wird zur Normalität.**

Weil Peter von keinem tragenden Wert oder Sinn mehr erfüllt war, verharrte er in körperlicher und geistiger Lethargie. Wollen Archäolog*innen die brüchigen und einsturzgefährdeten Säulen eines Tempels stabilisieren, gelingt dies am ehesten dadurch, indem die Säulen mittels einer Betondecke, die auf die Säulen gelegt wird, belastet werden. Erst durch diese Belastung im übertragenen Sinn kommt dies einer Zumutung gleich, gewinnen die Tempelsäulen an Stabilität. Vergleichsweise bauen auch Alpinist*innen Muskelkraft auf, indem sie Hindernisse, etwa große Felsbrocken, überwinden, statt ihnen auszuweichen. Mit jedem überwundenen Hindernis kräftigen sie die Muskulatur, bis sie schließlich zum Erklimmen steiler Felswände fähig sind, wobei überdies Ausdauer und Geduld zum Erfolg und schließlich zum Gipfelglück beitragen.

7) Victoria: „Das Leben ist schwer. "

Victoria funktionierte und opferte sich für Peter auf, ein Verhalten, das sich mit der Zeit „normal" anfühlte.

Und schon geht der verhängnisvolle Kreisprozess in die nächste Runde und die Dynamik nimmt weiter Fahrt auf. Würde Victoria nicht Hilfe von außen beanspruchen, das Schuldgefühl würde sie früher oder später erneut einholen.

Praxisbeispiel: Eine Schmerzpumpe wurde falsch befüllt

Elina hatte eine mehrjährige Berufserfahrung im Bereich der palliativen Pflege

Die diplomierte Gesundheits- und Krankenschwester Elina wechselte nach der fünfjährigen Tätigkeit in einem mobilen Palliativteam in den stationären Palliativbereich. Sie war dort glücklich und konnte gemäß ihrer Pflegephilosophie schwerkranke Menschen in Würde pflegen und deren Angehörige im Prozess des Abschiednehmens begleiten. Sie schätzte die transparente und stets respektvolle Kommunikation innerhalb des interdisziplinären Teams.

Das Reservoir einer Schmerzpumpe musste neu befüllt werden

Weshalb kam Elina zur Supervision? Sie hatte, wie einmal in der Woche üblich, einen Nachtdienst auf der Palliativstation verrichtet. Schon beim abendlichen Rundgang waren durchweg Ruhe und Zufriedenheit bei den Erkrankten spürbar. Schließlich ertönte bei einer PCA-Pumpe einer 40-jährigen schwerkranken Patientin ein akustisches Signal. Das Display zeigte an, dass das Medikamentenreservoir leer war. Die Abkürzung „PCA" steht für „patientenkontrollierte Analgesie", das ist eine Schmerzpumpe. Das Reservoir bzw. die Kassette der Pumpe war früher als erwartet leer. Der Grund hierfür lag in der oftmaligen Betätigung der Bolus-Funktion durch die Patientin. Ein Bolus ist eine zusätzliche Gabe jenes Medikamentes, das sich in der Pumpe befindet. Mit dem Bolus wird eine schnelle Anflutung des Wirkspiegels erreicht, um etwa Schmerzen oder Luftnot rasch zu lindern.

War absehbar, dass sich eine Medikamentenkassette nachts entleeren würde, wurde diese üblicherweise noch vom Personal, das tagsüber Dienst verrichtete, neu befüllt. Dies hatte den Vorteil, dass zwei Personen die Befüllung der Kassette vornehmen konnten, was garantieren sollte, dass die Kassette für die richtige Patientin/den richtigen Patienten mit dem richtigen Medikament und in der entsprechend vorgeschriebenen

Konzentration vorbereitet wurde. Zwei Personen sollten zudem gemeinsam die (Neu-)Programmierung der Pumpe durchführen, sollte eine solche ärztlicherseits angeordnet werden.

Nachts war jedoch nur eine Pflegeperson verfügbar. Für Elina stellte das notwendige Befüllen des Medikamentenreservoirs dennoch kein Problem dar, war sie doch mit dem Umgang mit der Pumpe längst vertraut. Zuvor im mobilen Palliativpflegebereich war sie gewohnt, die Schmerzpumpen zu Hause bei den Erkrankten allein zu befüllen und gegebenenfalls auch zu programmieren. Gemäß der ärztlichen Vorschreibung befüllte sie also das Reservoir der Pumpe und dokumentierte die Entnahme der stark wirksamen Opioide aus dem Suchtgiftschrank in dem dafür vorgesehenen Buch. Die leeren Ampullen des Medikaments bewahrte sie auf. Dieses Vorgehen war auf der Krankenstation üblich, damit die erste Pflegeperson, die am Morgen in den Dienst kam, einen Kontrollblick darauf werfen konnte.

Die Kassette wurde falsch befüllt

Nachdem Elina die Kassette neu befüllt und die Pumpe wieder am intravenösen Zugang der Patientin angeschlossen und gestartet hatte, nahm die Nacht einen ruhigen Verlauf. Einige Male ging Elina an den angebrochenen Ampullen vorbei. Sie bemerkte nicht, dass sie versehentlich jene Ampullen zur Befüllung der Kassette verwendet hatte, welche die doppelt so hohe Konzentration an Opiaten beinhalteten als von der Stationsärztin angeordnet. Nachdem Elina gegen 07:00 Uhr in der Früh der Kollegin, die ihren Tagdienst antrat, von den Geschehnissen der Nacht erzählt hatte, ging sie ein letztes Mal an den Ampullen vorbei. Sie blickte ein weiteres Mal auf die angebrochenen Ampullen. Erst jetzt fiel ihr auf, dass die Patientin bereits sieben Stunden ein Medikament in der doppelt so hohen Konzentration über die Pumpe erhalten hatte und noch immer erhielt.

Massive Selbstvorwürfe und Schuldgefühle

Elina: *„Es zog mir den Boden unter den Füßen weg, ich bekam keine Luft, dann wurde mir schwindelig, dann begann ich zu schwitzen."* Sogleich meldete sie den Vorfall ihrer Kollegin, die die Pumpe sofort stoppte. Die Patientin schlief tief, ihre Atmung war ruhig und regelmäßig. Sie bemerkte all das nicht. Elina fuhr nach dem Nachtdienst völlig verstört nach Hause. Sie fand keinen Schlaf. Am Vormittag kontaktierte sie die diensthabende Stationsärztin, um ihren Fehler einzugestehen. Dasselbe tat sie gegenüber der stationsleitenden Pflegeperson. Rasch wussten alle darüber Bescheid, was Elina passiert war. Der Teamzusammenhalt bewährte sich in dieser Situation. Elina erfuhr Unterstützung, Trost und Verständnis von allen Seiten. *„Das kann einem jeden von uns passieren"*, so lauteten die von der gesamten Kollegschaft erteilten Trostworte. Jedoch fühlte Elina dadurch keine Erleichterung. Ganz im Gegenteil: Es quälten sie hartnäckige Schuldgefühle: *„Ich hätte gewissenhafter sein müssen"*, *„Ich habe mich auf meine Routine verlassen"*, *„Die Patientin hätte durch meinen Fehler sterben können"* usw.

Hat das Schuldgefühl einmal den Fuß in der Tür, ruft es lautstark seine Geschwister herbei: die Ungewissheit, die Angst, den Selbstzweifel, die Selbstanklage, die Selbstabwertung und sogar die Selbstverachtung.

Im Rahmen der Supervision reflektierten wir detailgenau die nächtliche Situation. Elina war sich beim Befüllen der Pumpe keines Fehlers bewusst. Sie agierte, so erzählte sie mir, gewissenhaft. Nachdem ihr jedoch der Fehler aufgefallen war, entwertete sie das zuvor Geschehene und bezeichnete sich selbst als *„verantwortungslos."*

Höchste Zeit, sich selbst barmherzig zu begegnen

„Gegen den Totalitätsterror sei die gelungene Halbheit gelobt [...].
Die Endlichkeit liegt im Leben selber,
im begrenzten Glück,
im begrenzten Gelingen" (Steffensky, 2007, S. 21).

„Wir werden im Leben auch schuldig, obwohl wir dies keinesfalls wollen", sagte ich zu Elina, *„selbst dann, wenn wir aus bestem Wissen und Gewissen handeln, werden wir manches Mal schuldig."* Im Unterschied zur absichtlich begangenen Schuld, bei der wir den Schaden anderer in Kauf nehmen, kann dem nicht beabsichtigten Schuldig-Werden nicht durch noch mehr Aufmerksamkeit vorgesorgt werden.

Als Elina vor einiger Zeit einen Zeitungsbericht gelesen hatte, in dem von einer Pflegeperson berichtet wurde, die einem Patienten versehentlich eine falsche Injektion gegeben hatte, hatte sie gedacht, dass *ihr* dergleichen niemals passieren könnte. Im Nachhinein schämte sie sich für diese Gedanken.

Wir sprachen über den enorm großen Verantwortungsbereich im Kontext palliativer Pflege, über die oftmalige Applikation stark wirksamer Arzneien, die ein hohes Spektrum an Nebenwirkungen hatten. Angesichts dessen passierte dennoch äußerst selten ein (folgenschwerer) Fehler. *„Wer ist fehlerlos?"*, fragte ich Elina. *„Niemand"*, antwortete sie. Wenn der Koch aus Versehen der Kuchenmasse statt Zucker Salz beimengt, ist höchstens der Geschmack verändert. Wenn eine Pflegeperson aus Versehen eine Pumpe mit der falschen Konzentration eines Medikamentes befüllt, könnte dies den Tod eines Menschen zur Folge haben. Der Koch und die Pflegeperson reagieren menschlich, doch sind die Auswirkungen für die Erkrankten und für die Pflegenden unvergleichbar groß, wenn nicht sogar tödlich.

Wertvolle Lehren für das zukünftige Leben aus der Situation ableiten und realisieren

Der Schuld kann durch eine reflektierte Haltung und Einstellung in positiver Weise begegnet werden. Welche Erkenntnisse konnte Elina aus dieser Situation für die künftige Pflegepraxis gewinnen?

Zunächst war wichtig, einen Kontrollmechanismus für das alleinige Befüllen von Schmerzpumpen zu finden. Elina entwarf ein dreiteiliges Vorgehen, das eine zweimalige Kontrolle von Medikament und Konzentration bei der Befüllung beinhaltete und eine weitere Kontrolle eine Stunde, nachdem die Pumpe an einen Zugang bei einer erkrankten Person angeschlossen worden war.

Im Rahmen unseres Gespräches erkannte Elina eine Mitverantwortung gegenüber ihren Pflegekolleg*innen, weil auch sie vor Ähnlichem nicht gefeit waren. Elina fasste Mut und brachte ihre Sorge, dass auch anderen Kolleg*innen nachts und ungewollt dasselbe Missgeschick widerfahren konnte, im Rahmen einer Teamsupervision vor. Einige ihrer Kolleg*innen bestätigten daraufhin, dass sie genau diese Situation vor den Nachtdiensten sehr belastet, insbesondere, wenn mehrere Patient*innen Schmerzpumpen laufen hatten. Die Leitungskräfte der Abteilung nahmen dies zum Anlass, verstärkte Sicherheitsvorkehrungen für die Erkrankten und für das gesamte Pflegepersonal zu treffen, vor allem, um den emotionalen Druck auf die Pflegenden zu reduzieren. Eine neue Strategie wurde entwickelt. Pumpenfüllungen und -programmierungen wurden von nun an nur noch vom Tagdienst und von zwei Personen durchgeführt. Die Leitung erkannte, dass diese Verantwortung für *eine* Pflegeperson, insbesondere in arbeitsintensiven Nächten, zu groß war und eine Gefährdung der Patient*innen sowie eine enorme seelische Belastung für die Pflegenden bedeuten würde. Zwei noch wenig erfahrene Pflegekräfte äußerten im Rahmen dieser Teamsupervision, dass sie bereits einen Wechsel des Arbeitsplatzes überlegt hatten, aus Angst davor, nachts einen Fehler im Umgang mit der PCA-Pumpe zu machen.

Es ist überaus löblich, wie die Leitenden und das Team mit dieser Situation umgegangen sind. Woanders wurde einer Pflegeperson, die ebenfalls unter Zeitdruck einen Programmierfehler bei der Pumpe gemacht hatte, Fahrlässigkeit unterstellt, woraufhin sie fristlos gekündigt wurde. Weder gab es hierzu ein Teamgespräch noch wurden notwendige Verbesserungen überlegt und umgesetzt.

Disziplin, Selbstbarmherzigkeit, „und Punkt"

Nicht der begangene „Fehler" sollte gestärkt werden, sondern die Fähigkeit, sich selbst barmherzig zu begegnen. Da Schuldgefühle die Tendenz zur Wiederkehr haben, vor allem dann, wenn sich die Betroffenen in ähnlichen Situationen wiederfinden, zeichneten wir auf einem Blatt Papier einen großen roten Punkt. Einen Punkt und keinen Beistrich, auch keinen Strichpunkt. Ein Punkt sollte ein Punkt sein. Nach der Analyse und dem Erkennen von Lernschritten war Elina aufgefordert, sinnvoll und im Geiste diszipliniert aus der Situation herauszugehen. Wir verfassten hierzu einen Text, der wie folgt lautet:

Weil ich ein Mensch bin, mache ich Fehler. Ich wollte meiner Patientin nicht willentlich schaden. Nachdem ich mein Fehlverhalten bemerkt hatte, bin ich wahrhaftig damit umgegangen. Ich habe mein Mögliches getan, um künftig die Patient*innen und Pflegekolleg*innen vor einer falschen Befüllung der Pumpe zu bewahren. Ich lasse nur jene Gedanken zu, die sich auf weitere Vorsichtsmaßnahmen beziehen oder die Selbstbarmherzigkeit zum Inhalt haben. Und Punkt.

Krisen können unerwartet mit einem Gewinn an Handlungsmöglichkeiten einhergehen

Die Patientin, bei der Elina die doppelt so hohe Opiatkonzentration in die Pumpe gefüllt hatte, erzählte am nächsten Tag, dass sie noch keine Nacht zuvor einen so tiefen Schlaf gehabt hatte und auch keine Schmerzen. Am Morgen fühlte sie sich ausgeruht und körperlich wohl. Daraufhin entschied die Ärzteschaft, dass die doppelte Konzentration des Medikamentes, die Elina aus Versehen verwendet hatte, auch künftig appliziert werden sollte. Wenn dieser Umstand auch Elinas schmerzliche Erfahrung an sich nicht aus der Welt schaffen konnte, so hatte diese doch einen Zuwachs an Lebensqualität der schwerkranken Frau zur Folge. Durch die optimierte Schmerztherapie war es ihr möglich, aufrecht im Querbett zu sitzen, frei von Schmerz, und erstmals seit mehreren Wochen eine Mahlzeit auf diese Weise einzunehmen.

Elina, auf die Pflegeperson anspielend, die denselben Fehler wie sie begangen hatte und von der die Medien berichteten: *„Künftig werde ich mich vor einem vorschnellen Urteil hüten."* Das Ergebnis dieser Supervision konnte schließlich in zwei Sätzen zusammengefasst werden: *„Wir sind als Menschen geboren und mit uns die Unvollkommenheit. Und daran dürfen wir wachsen."*

Eva Mozes Kor, Auschwitz-überlebende: „Ich vergebe!"

„Eine Wahl ist nicht einfach der Sieg des momentan stärksten Motivs. Sie ist nicht der Ausgang eines blinden Kräftespiels. Wählen bedeutet, sich am Ende von einem Motiv leiten zu lassen, das einem inneren, distanzierten Prozess der Überlegung und Bewertung standgehalten hat" (Peter Bieri, zit. n. Mechsner, 2003, S. 65).

Das Leben der Jüdin Eva Mozes Kor, geboren 1934 in Rumänien und gestorben 2019 im polnischen Krakau, war von der Zeit im Konzentrationslager Auschwitz geprägt. Die Eltern hatten kurz erwogen, nach Israel auszuwandern. Weil sie die Gefahr durch den Holocaust unterschätzten, blieben sie in Krakau. Eva wurde als 10-Jährige gemeinsam mit ihrer Zwillingsschwester Miriam nach Auschwitz deportiert. Nachdem die angekommenen Gefangenen an der „Judenrampe" des Lager-Bahnhofs aus den Viehwaggons ausgestiegen waren, sortierten Hans Mengele und andere SS-Männer die Zwillinge aus, um sie später für grausame medizinische Experimente zu missbrauchen. Evas Eltern und die beiden älteren Geschwister wurden von der Rampe direkt in die Gaskammern des Vernichtungslagers getrieben. Eva Kor: *„Ich haderte mit allem. Und ich war voller Groll. Natürlich gegen die Nazis, denen ich das alles zu verdanken hatte. Aber auch gegen mich selbst, weil es mir nicht gelang, mich davon zu befreien"* (Kor, 2016, S. 90).

Nach der Befreiung aus dem KZ ging Eva zunächst nach Israel, später in die USA. 30 Jahre lang war es ihr nicht möglich, über ihre Erfahrungen zu sprechen, auch nicht mit ihrem Ehemann, der ebenfalls von den Nazis interniert worden war (Nolte, 2019, o. S.): *„Ich konnte viele Jahre nicht über meine Erfahrungen sprechen, weil ich die Reserven nicht hatte, um die emotionale Energie, die es mich gekostet hätte, wieder auszugleichen. Ich wäre gewissermaßen seelisch verhungert"* (Kor, 2016, S. 100).

Dies sollte sich ändern, als Schwester Miriam in den 1980er-Jahren Nierenprobleme bekam. Mutmaßlich waren diese Spätfolgen von Injektionen, die Mengele ihr im KZ verabreichte. Eva wollte herausfinden, welche Injektionen die Zwillinge damals bekommen hatten, um die Behandlungsoptionen der Betroffenen zu verbessern. Diese Hoffnung erfüllte sich leider nicht und Miriam starb 1993 an Nierenversagen. Eva erschloss sich im Zuge der intensiven Befassung mit dem Holocaust ein anderer Umgang mit all jenen, die an ihr und ihrer Familie schuldig geworden sind. Sie wollte nicht länger das Opfer der Nazis sein. Am 50. Jahrestag der Befreiung von Auschwitz vergab sie allen Nationalsozialisten, was eine Welle der Empörung bei den noch lebenden ehemaligen Häftlingen auslöste. Wie konnte sie das Unerhörte wagen und diesen Bestien vergeben? Was tat sie damit den noch lebenden Zwillingen an?

1993 reiste Eva Kor nach Deutschland, um sich mit dem NS-Arzt Hans Münch, ein Handlanger von Mengele, in Roßhaupten zu treffen. Im Krakauer Auschwitz-Prozess 1947 wurde er als einziger von 40 angeklagten Kriegsverbrechern freigesprochen. Nichts von dem, was Eva von Münch erwartete, traf ein: *„Er redete sich nicht kühl raus, sondern gestand und bereute. Und ich versank nicht in Hass […], er hatte seinen Arbeitsplatz an einem Ort, der zu nichts anderem diente, als Menschen umzubringen. Und er wusste es […]. Genau dieses Wissen raubte ihm ja 50 Jahre lang den Schlaf"* (Kor, 2016, S. 111). Weil Münch sich nicht aus der Verantwortung nahm, etwa indem er darauf verwies, dass er lediglich Befehle ausgeführt hätte, sondern wahrhaftig erzählte, wie die Menschen im Gas zu Tode gekommen waren und was genau seine Aufgabe gewesen war, sagte Kor zu ihm, dass sie ihn von nun an *„nicht mehr beschuldigen wollte."* Überdies hielt sie es persönlich für ausgeschlossen, dass *„ein Angestellter in Auschwitz eigenmächtig agieren konnte und dabei moralisch sauber blieb"* (Kor, 2016, S. 113). Münch gestand ihr gegenüber, dass die Unterzeichnung der Sammeltotenscheine der Auschwitzopfer zu seinen Aufgaben gehört hatte. Angesichts der Tatsache, dass Neonazis und Revisionisten erzählten, es habe keine Vernichtungslager gegeben, war dies eine immens wichtige Information für Eva Kor und für die Nachwelt. Kor bat ihn, sie zum 50. Jahrestag der Befreiung des Konzentrationslagers zu begleiten und vorab ein Dokument zu unterzeichnen, aus dem hervorging, dass er die Vergasung Tausender Menschen mit eigenen Augen gesehen hatte, und diese somit wahr ist (Kor, 2016, S. 113–114). Beidem stimmte Münch zu. Daraufhin machte Kor eine erstaunliche Entdeckung: *„Ich hatte die Macht, zu vergeben. Und niemand konnte mir diese Kraft verleihen, niemand sie mir wieder nehmen. Vergeben stand in meiner Macht, und die konnte ich nutzen, wie ich wollte. […] Bis zu diesem Zeitpunkt hatte ich lediglich auf alles rea̲giert, was Menschen mir angetan hatten. Ich hatte also genauso gehandelt, wie es Opfer zu tun pflegen"* (Kor, 2016, S. 115, Hervorhebung im Original). Später wollte sie auch Josef Mengele vergeben, denn sie wollte nicht länger *„das Opfer, passiv und hilflos, sondern die handelnde Person"* (Kor, 2016, S. 116) sein. Kor: *„Ich bemerkte, dass Vergebung befreit – und zwar nicht den Täter, sondern das*

Opfer. Ich musste nicht Rache, Sühne, Vergeltung üben, um dieses erhabene Gefühl zu gewinnen [...]. Das war meine persönliche Epiphanie" (Kor, 2016, S. 116).

Eva und Miriam gründeten die Selbsthilfeorganisation „Children of Auschwitz Nazi Deadly Lab Experiments Survivors", „Kinder von Auschwitz, Überlebende tödlicher NS-Laborexperimente", kurz „CANDLES". Folgend konnten 122 Überlebende der Zwillingsexperimente in zehn Ländern ausfindig gemacht werden. Um die medizinische Behandlung der Opfer zu verbessern, kämpften die Überlebenden darum, die genauen Umstände der medizinischen Experimente herauszufinden, jedoch vergeblich. Eva eröffnete 1995 in ihrer Heimatstadt Terre Haute im Bundesstaat Indiana das „CANDLE Holocaust Museum". 2003 brannte das Haus infolge eines Brandanschlags völlig nieder, ehe es 2005 von der Selbsthilfeorganisation wieder aufgebaut wurde (CANDLES, o. J., o. S.). Eva Kor:

Mittlerweile fürchte ich mich nicht mehr vor meinen Erinnerungen, aber es gibt immer noch viele, die verschüttet sind. Allerdings lähmt meine traumatische Vergangenheit mich nicht und sie hält mich auch nicht mehr davon ab, der Mensch zu sein, der ich sein möchte (Kor, 2016, S. 100). Nicht davonlaufen, sondern darauf zulaufen! Mit dieser Vorgehensweise fahre ich seitdem ganz gut. Diese Haltung zum Leben veränderte schleichend auch meine innere Schutzmauer. Ich erinnere mich noch gut, als ich 1985 einen Vortrag an der Indiana State University hielt. Ich beschrieb meine Trennung von meiner Mutter in Auschwitz, und ich begann plötzlich zu schluchzen. Ich heulte völlig unkontrolliert, zum ersten Mal seit der Befreiung (Kor, 2016, S. 106).

2016 veröffentlichte sie ihre Biografie „Die Macht des Vergebens". Auf der Website von CANDLES (2020, o. S.) ist dieses Zitat von Eva Mozes Kor zu lesen:

In englischer Sprache

You may have destroyed some photos, but you didn't destroy our story. You may have destroyed some exhibits, but you didn't destroy our spirit. You may have destroyed a building, but you didn't destroy our community. Light prevails over darkness, and love will always conquer hate.

Ihr habt unsere Bilder zerstört, aber nicht unsere Geschichte. Ihr habt zwar einige Beweisstücke zerstört, nicht jedoch unseren Geist. Wenn ihr auch unsere Häuser zerstört habt, konntet ihr nicht unsere Gemeinschaft vernichten. Licht überstrahlt die Dunkelheit, und die Liebe wird immer den Hass besiegen.

Boshammer (2020, S. 93) hält fest, dass es eine Generalabsolution, wie sie in religiösen Kontexten üblich ist, im zwischenmenschlichen Bereich nicht gibt. Auch kann niemand anderer einer Täterin/einem Täter verzeihen, außer dem Opfer selbst.

Unrecht miterleben

Die *erste Dimension* menschlicher Unrechtserfahrung liegt in der unmittelbaren Zeugenschaft von Unrecht, etwa im Zuge medialer Berichterstattung. Wenn wir auch keine direkt Betroffenen sind, so beschäftigt uns dennoch die Frage des Verzeihens angesichts der Tatsache, dass Menschen unterdrückt, gequält oder dass unschuldige Kinder Opfer von Krieg und Terror werden. Auch psychologisch Beratende nehmen Anteil an den Unrechtserfahrungen ihrer Klient*innen, um mit ihnen den angemessenen Umgang mit Schuld und erfahrenem Unrecht zu besprechen, etwa wenn sie aufgrund von Transsexualität in der Familie nicht mehr willkommen sind oder eine berufliche Machtposition ausgenutzt haben, um sich einen Vorteil zu verschaffen.

Unrecht tun

Mehr oder weniger rühren die Erzählungen der Hilfesuchenden an eigene Erfahrungen, die folgend der *zweiten Dimension,* anderen Unrecht tun oder es selbst erfahren, zugeordnet werden. Nicht nur das erfahrene Unrecht, sondern ebenso das Unheil, das wir anderen zugefügt haben, hinterlässt Wunden, über die nur langsam Narben wachsen. Wer andere übergeht oder bloßstellt, ein Versprechen nicht hält oder lügt, lädt moralische Schuld auf sich. Die spürbaren Folgen unrechten Verhaltens sind beispielsweise Vorwurf oder Groll, Enttäuschung oder der Wunsch nach Rückzug. Reaktionen wie diese bringen nicht nur den erfahrenen Schmerz zum Ausdruck, sie verweisen auch auf den hohen Stellenwert der zwischenmenschlichen Beziehung, und dass der Mensch nicht nur berührbarer, sondern auch verletzbar ist.

Unrecht erfahren

Die *dritte Dimension* im Zusammenhang mit erfahrenem Unrecht trifft uns ganz persönlich: Wir sind es, die sich niederträchtig behandelt fühlen. Nicht nur die großen psychischen Verwundungen, etwa der Ehebruch, ebenso die alltäglichen moralischen Verfehlungen haben manchmal nachhaltige Folgen. Eine Vielzahl an beiläufigen Kränkungen vermag eine ehemals stabile Beziehung in eine gewaltige Schieflage bringen, so zum Beispiel das wiederholte Nicht-Einhalten von Vereinbarungen, das Missachten von Bedürfnissen im Umgang mit der Scham oder der Sexualität eines Menschen.

Die Antwort, die Menschen im Falle von erfahrenem Unrecht geben können, liegt in ihrem geistigen Freiraum und im Einnehmen einer lebensbe-
jahenden Einstellung zum Schicksalhaften: *„Haben wir uns dem Schicksal
aber einmal gestellt, sei es in einer Handlung, sei es – wo ein Handeln
nicht möglich war – in der rechten Haltung, so oder so haben wir das
Unsere getan"* (Frankl, 1990, S. 105). Lukas (1991, S. 34) merkt an,
dass *„nicht die Impulse, die auf uns einströmen, [...] sondern dass die
von uns in die Umwelt ausströmenden Impulse uns prägen."* Eine leidtragende Person, die Unrecht durch andere erfuhr, hat die Wahlfreiheit dahingehend, *wie* sie darauf reagiert bzw. *wie* sie vor dem eigenen Gewissen darauf antworten *soll:* durch Vergeltung im Sinne von *„Auge um Auge
und Zahn um Zahn"* (Mt 5,39 in BibleServer, 2016, o. S.)?

Jesus hält dem entgegen: *„Leistet dem, der euch etwas Böses antut, keinen Widerstand, sondern wenn dich einer auf die rechte Wange schlägt,
dann halt ihm auch die andere hin!"* (Mt 5,40 in BibleServer, 2016,
o. S.). Keinesfalls ist damit eine widerstandsfreie Hingabe bei gewaltsa-
men Übergriffen gemeint! Vielmehr macht Jesus deutlich, dass es immer
noch besser ist, Unrecht durch Haltung zu wandeln als Unrecht zu tun,
weil Gewalt nicht durch Gewalt durchbrochen, Hass nicht durch Hass
überwunden und Terror nicht durch Gegenterror aus der Welt geschafft
werden kann.

Dem erfahrenen Unrecht kann auch durch geistige Arbeit begegnet werden, etwa durch eine wohlüberlegte und gewissenstreue Reaktion, den
humanitären Werten gemäß. André Hellers Lied „Leon Wolke" handelt
von einem Mann, der Treblinka überlebte. Er war danach kein Hasserfüll-
ter, vielmehr ein weiser und tief trauernder Mensch:

> Klein und blass und immer aufrecht,
> sieht er (Leon Wolke) jedem ins Gesicht,
> wer Treblinka überlebt hat,
> fürchtet sich auf Erden nicht,
>
> Nicht vor Krankheit nicht vorm Sterben,
> nicht vor Dummheit jeder Form,
> und will ihm wer imponieren,
> sagt er: „Sie sind sicherlich enorm."
>
> Nur hab ich einen anderen Maßstab,
> vor dem wirkt fast alles klein,

wirklich groß ist nur die Trauer,
und das viele Kinderschreien. [...]

Und doch, gibt es Augenblicke,
da denk ich: die Welt ist gut.
Nur geh'n diese Augenblicke,
leicht in einen Fingerhut. [...]

(Auszug aus dem Lied „Leon Wolke" von André Heller; in
Österreichisches Staatsarchiv, 2018, o. S.).

Es ist essenziell, dass tief gekränkte Menschen im Rahmen einer psychologischen Beratung ihren Unmut und die Gedanken nach Vergeltung ausdrücken dürfen. Sie benötigen Unterstützung im Auffinden einer Strategie, um zum Vergeltungsstreben Distanz einnehmen zu können, weil es ansonsten in Rache ausarten kann. Rachsüchtige Menschen kommunizieren häufig spöttisch und sind hasserfüllt. Doch setzen Vergeltungsschläge den Gewaltprozess nur fort und haben das Potenzial zur Eskalation. Es wird immer noch härter zurückgeschlagen, als einem selbst angetan wurde. Selbst nach erfolgreicher Heimzahlung erleben nach Vergeltung Strebende innerlich keinen wahren Frieden, vielmehr gleiten sie in Verbitterung ab. Niemand fühlt sich dadurch wirklich besser, wenn er einen anderen zerstört.

Aus der psychologischen Praxis: *„Ich opfere mich doch nicht mir selbst"*

Einer meiner Klienten namens Jan fühlte sich durch die destruktive und unsachliche Kritik seines Kollegen dermaßen gekränkt, dass er folgend alles daransetzte, um ihn vor anderen zu denunzieren, um sich selbst vor dem Team und den Vorgesetzten zu behaupten. Die gefühlsmäßig wahrgenommenen Spannungen und das bislang latente Konfliktverhalten führten zur Parteienbildung im Team und gefährdeten das ohnehin schon labile Gleichgewicht zwischen kooperativen und kompetitiven Kräften. Im Zuge des Erstellens einer „Collage der Werterkenntnis", siehe Seite 140–142, bekam er Zugang zu seinen Wertepräferenzen. Die schwere emotionale Betroffenheit konnte er vor dem Hintergrund seiner Sozialisation besser verstehen. Der Hamburger Psychologe Friedemann Schulz von Thun bezeichnete das in den 1970er-Jahren von ihm entwickelte Persönlichkeitsmodell als das „Innere Team" (1999, S. 21–48). Mit dieser Metapher wird die Vielfalt innerer Anteile einer Person dargestellt. Das Ziel liegt in der Selbstklärung und in einer klaren und authentischen Kommunikation nach außen.

Nicht der Sieg über den Kollegen sollte Jans Ziel sein, sondern die Stärkung des Selbstwertgefühls und der Fortschritt im Umgang mit dieser Herausforderung. Zudem war es ihm zuwider, sich dauerhaft seiner eigenen Frustration auszuliefern: *„Ich opfere mich doch nicht mir selbst!"*

Im Rahmen der Werte-Collage werden Lebenserfahrungen aufgegriffen, die zu einem höheren Wertebewusstsein führen. Jans menschliche Größe wurde anhand zahlreicher Beispiele aus seinem Leben sichtbar. Die Collage zierte eine Wand in seinem Wohnzimmer. Für ihn war es immens wichtig, dass er mit seinen Möglichkeiten wieder in Berührung kam, und dass ich ihm zutraute, das erfahrene Unrecht auch in dieser Situation in eine *„heroische Leistung"* (Frankl, 2005, S. 203) zu wandeln. Überdies wollte er seinen Söhnen ein Vorbild darin sein, dass Konflikte auch friedvoll bearbeitet und beigelegt werden können.

Dass die Unterbrechung der Gewaltspirale und die Überwindung von Rachegelüsten eine enorme menschliche Leistung ist, das würdigte auch Jesus, indem er sagte: *„Wenn ihr nämlich nur die liebt, die euch lieben, welchen Lohn könnt ihr dafür erwarten? Tun das nicht auch die Zöllner? Und wenn ihr nur eure Brüder grüßt, was tut ihr damit Besonderes? Tun das nicht auch die Heiden?"* (Mt 5,47–48 in BibleServer, 2016, o. S.).

Schuldeinsicht und -wandlung

„Zum Wesen des Menschen gehört aber nicht nur die Freiheit, schuldig zu werden, sondern auch die Verantwortung dafür, die Schuld zu überwinden" (Frankl, 1990, S. 56).

Wer dazu steht, einen Fehler gemacht zu haben, erlebt in der Regel Verständnis und Unterstützung von anderen. Wer an der Wiedergutmachung eines Versäumnisses arbeitet, kommt mit seiner Größe in Berührung und ist anderen überdies ein leuchtendes Vorbild in der Wandlung von Schuld.

Weil Schuld, wie auch Leid und Tod, zur *„tragischen Trias"* (Frankl, 2009, S. 32) eines jeden Menschen gehört, und weil keine Person dem Schuldig-Werden und dem Gefühl des Schuldig-Seins entrinnen kann, besteht eine zentrale Aufgabe des Menschen darin, den individuellen Auftragscharakter seiner Schuld zu erfassen und diesem bestmöglich gerecht zu werden. Auf Basis einer aufrichtigen Reue versucht eine Person, *„ein äußeres Geschehen in der inneren Geschichte (im moralischen Sinne) ungeschehen zu machen"* (Frankl, 1946, S. 86, Klammern im Original), wodurch eine Art Korrektur der Vergangenheit erfolgt. Gar lässt die erlösende Kraft des Bereuens eine schuldbeladene Person *„irgendwie auferstehen"* (ebd., S. 85). Wer entgegen dem Gewissen gehandelt hat, sei es durch die Vornahme oder durch das Unterlassen einer Handlung, hat immer auch die Möglichkeit, das Versäumnis zu korrigieren und zu wandeln. Steht ein Mensch erneut vor derselben Gewissensfrage, die der damaligen ähnlich ist, kann er z. B. wählen, ob er nun dazu beitragen möchte, das Unrecht fortzuführen, oder einen Beitrag zur Mehrung des Guten zu leisten: *„Auch wenn wir eine falsche Handlung gesetzt haben, lässt sich durch die rechte Haltung noch alles sinnvoll gestalten"*, so Frankl (1990, S. 105).

Beispielsweise könnte die leidtragende Person gefragt werden, welche Art der Wiedergutmachung für sie angemessen und annehmbar wäre. Jede*r ist frei, um Einfühlung in die Situation der zu Schaden gekommenen Person(en) und Reue zu üben. Es kann um Verzeihung gebeten werden. So dies nicht möglich ist, weil das Opfer keine Wiedergutmachung annehmen möchte oder vielleicht verstorben ist, kann die gewandelte Schuld einem anderen Wesen zuerkannt werden, z. B. im Rahmen eines Sozialprojektes. Ist eine Person inhaftiert oder schwer krank, kann sie den Weg der inneren Wandlung wählen, etwa indem sie jenen, die *ihr* Leid zugefügt haben, eine wohlwollende und versöhnliche Haltung entgegenbringt. Frankl hatte es verabsäumt, einem Freund seine logotherapeutische Unterstützung zuteilwerden zu lassen. Schließlich suizidierte sich dieser. Dies sollte jedoch nicht die letzte Antwort auf eine verzweifelte Lebenslage sein. Vielmehr galt es, einen selbstbarmherzigen und entwicklungsfördernden Umgang mit dem traurigen Geschehnis zu finden:

Sein Tod jedoch wird mir immer dazu dienen, all jenen beizustehen, die Not leiden [...]. Trotz meiner Trauer um den Tod meines Freundes, trotz meiner Mitschuld an diesem seinem Tod ist sein Dasein – und sein Nicht-mehr-Sein! – ungemein sinnvoll. Wenn ich jemals die Stärke aufbringe, als Arzt zu arbeiten und meiner Verantwortung gewachsen zu sein, dann wird er nicht umsonst gestorben sein. Mehr als alles andere in der Welt will ich eines tun: verhüten, dass eine solche Tragödie nochmals geschieht – einem anderen geschehe (Frankl, 1990, S. 251).

Schuldbewältigung nach Alfried Längle

Die *Personale Existenzanalyse* nach Alfried Längle basiert auf vier Schritten, die unter anderem für die Bewältigung von Schuld bedeutsam sind: der Sachbezug, die Gefühlsfindung, die personale Stellungnahme und das Tätigwerden. Zunächst bedarf es einer Problembeschreibung und eines kognitiv fundierten Sachbezugs sowie der Wahrnehmung eigener Gefühle. Danach folgt die Dechiffrierung, das Durcharbeiten der Gefühle. Hierbei liegt das Ziel im Verstehen der Emotionen in der konkreten Situation. Wichtig ist, *„wirklich zu fühlen"* (Längle, 2007, S. 151), ob es sich um Trauer oder Hass, um Hoffnung oder Mut handelt. Im Anschluss daran erfolgt die persönliche (Selbst-)Beurteilung und Stellungnahme zu sich und seinen Werten, um schließlich eine personale Antwort auf die Lebensfrage zu finden (ebd.).

Martin Buber, Religionsphilosoph

Der Religionsphilosoph Martin Buber, 1878–1964, legt in seinem Werk: „Chassidismus II: Theoretische Schriften (2016, S. 245–246) seine Gedanken über Reue und Wandlung dar:

Sie [Anmerkung der Autorin: die Umkehr] vermag den Menschen von innen zu erneuern und seinen Ort in der Welt Gottes zu wandeln [...]. Aber Umkehr bedeutet hier etwas weit Größeres als Reue und Bußehandlungen; sie bedeutet, dass der Mensch, der sich im Wirrsal der Selbstsucht verlaufen hat, wo er immer sich selber zum Ziel setzte, durch eine Wendung seines ganzen Wesens einen Weg zu Gott finde; und das heißt: den Weg zur Erfüllung der besonderen Aufgabe, für die Gott ihn, diesen besonderen Menschen, bestimmt hat. Die Reue kann nur der Antrieb zu dieser tätigen Wendung sein; wer sich aber weiter und weiter mit der Reue plagt, wer sich damit peinigt, dass die Werke seiner Buße nicht hinlänglich seien, der entzieht der Wendung die beste Kraft. [...]. Wer ein Übel, das er getan hat [...] immerzu beredet und besinnt, hört nicht auf, das Gemeine, das er tat, zu denken, und was man denkt, darin liegt man, mit der Seele liegt man ganz und gar darin, was man denkt – so liegt er doch in der Gemeinheit: der wir gewiss nicht umkehren können, denn sein Geist wird grob und sein Herz stockig werden, und es mag noch die Schwermut über ihn kommen. Was willst du? Rühr' her den Kot, rühr' hin den Kot, bleibt's doch immer Kot. Ja gesündigt, nicht gesündigt, was hat man im Himmel davon? In der Zeit, wo ich darüber grüble, kann ich doch Perlen reihen, dem Himmel zur Freude. Darum heißt es: ,Weiche vom Bösen und tue das Gute' – wende dich vom Bösen ganz weg, sinne ihm nicht nach und tue das Gute. Unrechtes hast du getan? Tue Rechtes ihm entgegen.

Stellas Umgang mit Schulkolleg*innen, deren Gewissen „stumpf" geworden ist

Ich begleitete eine jugendliche Klientin namens Stella. Weil sie nicht nur hochbegabt, sondern vor allem hochsensibel war, suchte sie eine Wegbegleiterin. Einen Auszug aus einem unserer Dialoge möchte ich Ihnen, geschätzte Leser*innen dieses Buches, nicht vorenthalten.

Stella traf an ihrem 15. Geburtstag zwei wichtige Entscheidungen: Sie ließ sich taufen und erklärte die christlichen Werte zum obersten Leitprinzip in ihrem Leben. Im Gespräch erzählte sie mir, dass sie eine Schule besuche, die den Ruf einer „Drogenhochburg" habe. Viele ihrer Mitschüler*innen führten ein zügelloses Leben, ihre Sprache war vulgär, rockiges Musikgedröhne, Alkohol- und Drogenkonsum, auch Sachbeschädigungen standen auf der Tagesordnung. In besonderer Weise berührte es sie, dass sich ihre langjährige Freundin Cleo den fragwürdigen Entwicklungen angeschlossen und sich von Stella abgewendet hatte. Cleo war plötzlich *„eine ganz andere"* geworden.

Ich fragte Stella: *„Wie begegnest du Cleo, die plötzlich Verhaltensweisen an den Tag legt, die deinen Werten total widersprechen?"*

Stella: *„Anfangs war ich sehr gekränkt. Ich tat, was mir eigentlich immer hilft. Ich spiele Harfe oder Cello. Heute gehe ich wieder ganz offen auf Cleo zu, weil sie so wie ich von Jesus geliebt und gewollt ist. Sie schafft es noch nicht, zu sich zu stehen, weil sie vermutlich Angst davor hat, von der Clique ausgeschlossen zu werden."*

Auf meine Frage, ob Stella es für möglich hält, dass es gewissenlose Menschen gibt, antwortete sie: *„Ich glaube, dass alle Menschen ein Gewissen haben, jedoch stumpft es mit der Zeit ab. Ich möchte Cleo und meinen Mitschülern zeigen, dass es möglich ist, zu sich und seinen Überzeugungen zu stehen."*

„Und wie machst du das konkret?", wollte ich von Stella wissen.

Stella: *„Indem ich Lerngemeinschaften organisiere und meine Unterstützung in Mathematik und Latein anbiete. Und Cleo lasse ich nicht im Stich. Wenn ich mit meinem Cello und im Jugendorchester ein Konzert spiele, bekommt sie ein Kuvert mit einer Konzerteinladung, auf dem in Zierschrift ihr Name steht. Vielleicht bekommt Cleo dann wieder Lust, gemeinsam mit mir zu musizieren."*

Wir spannten den Bogen zu den christlichen Werten, die Stella den Rückhalt für ihr Wirken gaben, und fanden eine Entsprechung im Lukasevangelium, wo es heißt:

Wenn einer von euch hundert Schafe hat und eins davon verliert, lässt er dann nicht die neunundneunzig in der Wüste zurück und geht dem verlorenen nach, bis er es findet? Und wenn er es gefunden hat, nimmt er es voll Freude auf die Schultern, und wenn er nach Hause kommt, ruft er die Freunde und Nachbarn zusammen und sagt zu ihnen: Freut euch mit mir, denn ich habe mein Schaf wiedergefunden, das verloren war! Ich sage euch: Ebenso wird im Himmel mehr Freude herrschen über einen einzigen Sünder, der umkehrt, als über neunundneunzig Gerechte, die keine Umkehr nötig haben (Lukas, 15,4–7 in BibleServer, 2016, o. S.).

> *„Was ist dir das Menschlichste?*
> *Jemandem Scham ersparen"*
> (Nietzsche, 2013, S. 137).

Der gemeinschaftsstärkende Effekt der explorierten Scham

Wer das Gefühl von Scham vor anderen nicht verbirgt, steht zu etwas grundlegend Menschlichem: dem Umstand, dass wir nicht immer perfekt sind. Ich denke an einen meiner ersten Vorträge vor einem großen Publikum. Auf diesen Vortrag hatte ich mich intensiv vorbereitet. Weil ich nervös war, sprach ich mit zittriger Stimme. Mein Mund war ausgetrocknet und die Zunge klebte am Gaumen. Schließlich verlor ich auch noch den roten Faden. Dann hielt ich kurz inne und sagte zu den Zuhörenden: *„Ich dachte, ich hätte meine Nervosität heute besser im Griff."* Das Publikum reagierte darauf mit wohlwollendem Kopfnicken. Einige neigten den Oberkörper etwas nach vorne und brachten in dieser Weise ihr Mitgefühl zum Ausdruck, ehe es aus einer der hinteren Reihen ertönte: *„Wie beruhigend, zu wissen, dass auch Sie nur ein Mensch sind!"* Weil einige herzlich lachten, entspannte sich augenblicklich die Atmosphäre. In der Pause suchten einige das Gespräch mit mir und dankten mir für meine Offenheit. Für manche war mein Bekenntnis zur Nervosität und somit zur Scham sogar das Wichtigste, was sie von diesem Vortrag mit nach Hause nehmen konnten. Scham fördert demnach Empathie und vermag den Zusammenhalt einer Gemeinschaft zu stärken.

„Scham": Wortherkunft und -bedeutung

Die etymologische Herkunft des Wortes „Scham" geht auf den althochdeutschen Begriff „scama" zurück, was *„Beschämung", „Zerknirschung"* und *„Bestürzung"* (DWDS, o. J., o. S.) bedeutet. Scham entspricht einem Grundaffekt, der dem Menschen angeboren ist. Nur Personen mit psychiatrischen Diagnosen, beispielsweise wenn sie an einer Persönlichkeitsstörung erkrankt sind, empfinden keine Scham.

Begriff „Scham-Angst"

Oftmals imponiert die „Scham-Angst", das ist die Angst vor Schamerlebnissen oder Beschämungssituationen (Jacoby, 1999, S. 159), weshalb auch von der Scham als *„die Hüterin der menschlichen Würde"* (ebd., S. 53) gesprochen wird. Scham-Angst geht oftmals mit Selbstzweifeln einher. Immanuel Kant (2013, S. 434) prägte maßgeblich das Verständnis der menschlichen Würde, unabhängig von Herkunft, Geschlecht, Alter oder Status, wobei die Unterscheidung zwischen „Preis" und „Würde" den konzeptuellen Nucleus des Würdebegriffs prägt. Im Reich der Zwecke hat alles entweder einen Preis oder eine Würde. Was einen Preis hat, an dessen Stelle kann auch etwas anderes als Äquivalent gesetzt werden. Was hingegen über jeden Preis erhaben ist, mithin kein Äquivalent akzeptiert, das hat eine Würde.

Scham als Folge eines überhöhten Selbst- bzw. Erfüllungsanspruches

Das quälende Gefühl von Scham tritt auf, wenn bestimmte Werte und Normen, wenn Erwartungen an uns oder (überhöhte) Selbstansprüche nicht erfüllt werden konnten. Ein Verrat an den eigenen Werten bedeutet den Verrat an uns selbst. Die Betroffenen fühlen dann Verlegenheit, wenn zur Erkenntnis des eigenen Versagens noch gesellschaftliche Bloßstellung dazukommt. Ein Ergebnis der sozialwissenschaftlichen Studien von Brené Brown lautet, dass Scham überdies mit der schmerzhaften Erfahrung einhergeht, *„zu glauben, dass wir fehlerhaft sind und deshalb keine Liebe und Zugehörigkeit verdienen"* (2017, S. 89). Können wir einem Ideal nicht entsprechen oder ein Ziel nicht erreichen, haben wir Angst davor, uns der Verbundenheit mit anderen nicht würdig zu erweisen.

Der Psychiater und Psychotherapeut Daniel Hell charakterisiert die Scham als *„Sozial-, Selbst- und Wertgefühl"* (2019, S. 40). Im Englischen gibt es die Bezeichnung „the sense of shame", „das Gefühl der Scham". Häufiger wird jedoch die Passivform „to be ashamed", „das Beschämt-Sein", verwendet, das darauf verweist, wie eine Person von anderen gesehen bzw. eingeschätzt wird. Jedoch bleiben beim Beschämt-Werden die höchst individuellen Faktoren, die zu einem bestimmten Verhalten geführt haben, häufig unberücksichtigt: *„Während ein sich schämender Mensch um seine eigene Würde ringt, missachtet eine beschämende Person die Würde eines anderen Menschen"* (ebd., S. 61), etwa durch Erniedrigung oder Bloßstellung.

Begriff „Schuldscham"

Wenngleich Scham nicht Schuld bedingt, empfindet ein Mensch im Falle realer Schuld in der Regel auch Scham. Um sich überhaupt schuldig fühlen zu können, bedarf es der Fähigkeit zur Scham, weshalb nur von der *„Schuldscham"*, das ist die Scham infolge von Schuld, nicht jedoch von einer *„Schamschuld"*, der Schuld infolge von Scham, gesprochen werden kann (ebd., S. 91).

IV Praxiswerkzeuge

In diesem Kapitel werden Methoden und Übungen für die Psychologische Beratung vorgestellt, beispielsweise Reflexionsaufgaben und Selbsterfahrungsübungen mit dem Ziel der Gewissensbesinnung und -entlastung. Alle Werkzeuge können im Einzel- oder im Gruppensetting zum Einsatz kommen.

Wege, um zur Ruhe zu kommen

> *„Irgendwann wird es in meinem Menschen ganz still.*
> *Dann wird er meine Stimme hören,*
> *auch wenn sie nur noch leise in ihm ertönt."*
> (Das Gewissen)

Es wird viel Zeit vergeudet, wenn Sie sich nicht die Zeit nehmen und die Mühe machen, zur Ruhe zu kommen. Folgend finden Sie eine erweiterbare Sammlung an Möglichkeiten, die das Zur-Ruhe-Kommen unterstützen. Wenn Sie sich beispielsweise dem Naturerleben hingeben, erleben Sie Beruhigung, bald auch Begegnung mit sich selbst. Führen Sie jene Übungen und Maßnahmen durch, die in Ihnen spontan eine positive Resonanz auslösen. Wie von selbst erschließt sich ein Weg, den Emotionen Ausdruck zu verleihen, die Gedankenfülle zu ordnen, sich auf das Wesentliche zu konzentrieren und in Kontakt mit dem Selbst und der Transzendenz zu sein.

Bewegung und Naturerleben

◊ Beobachten Sie die Natur in den vier Jahreszeiten. Halten Sie z. B. im Frühling Ausschau nach dem zarten Grün der Sprösslinge und den Blüten der ersten Frühlingsblumen. Pflücken Sie im Sommer einen kleinen Strauß Wiesenblumen und arrangieren Sie ihn in Ihrem Wohnbereich. Sammeln Sie im Herbst bunte Blätter und dekorieren Sie damit den Esstisch. Versorgen Sie im Winter die Vögel mit vitaminreichen Köstlichkeiten.

◊ Beobachten Sie das Farbenspiel der Morgenröte und lauschen Sie den Vogelstimmen. Lassen Sie die untergehende Sonne auf sich wirken. Betrachten Sie den Mond und die Sterne am nächtlichen Himmel.

◊ Verweilen Sie in Stille, lesend oder schreibend, an einem See oder Fluss.

◊ Unternehmen Sie Spaziergänge an der frischen Luft.

◊ Betätigen Sie sich sportlich. Ob Walken, Schwimmen oder Tanzen, es genügen täglich 20 Minuten, um sich körperlich und geistig fit zu fühlen.

Kreativität

◊ Bringen Sie Ihre Kreativität in Fluss, ob durch Zeichnen, Basteln oder Gartengestaltung. Zeichnen oder fotografieren Sie z. B. eine Pflanze, ein Blatt oder eine Blüte. Vielleicht wollen Sie währenddessen Musik hören, die der momentanen Stimmungslage entspricht und Ihnen wohltut.

◊ Möglicherweise erfahren Sie Beruhigung und Zentrierung durch das Legen von Puzzles. Um den Legegenuss nicht zu trüben, sollte der Schwierigkeitsgrad nicht zu hoch und das Motiv ansprechend sein. Die Anzahl der Teilchen sollte zunächst die Zahl 1.000 nicht überschreiten.

Sinnbilder der Ruhe

◊ Wählen Sie ein Sinnbild, eine Farbe oder einen Gegenstand, der für Sie Ruhe symbolisiert. Das kann beispielsweise eine Muschel oder eine Rose sein. Nehmen Sie dann eine angenehme Position ein und sorgen Sie für Ungestörtheit. Platzieren Sie das Sinnbild in Ihrem Blickfeld und lassen Sie es auf sich wirken. Wenn Sie wollen, schreiben Sie die Gedanken, die Ihnen in den Sinn kommen, auf.

Musik und Gesang

◊ Falls Sie Mühe haben, zur Ruhe zu kommen, oder es ihnen schwerfällt, die Stille über einen längeren Zeitraum auszuhalten, lauschen Sie zunächst einem langsamen Musikstück. Hierzu empfehle ich Kompositionen von Arvo Pärt, geboren 1935, etwa das 1978 für Klavier und Violine geschriebene Stück „Spiegel im Spiegel". Seine Werke zeichnet eine melodische Einfachheit aus, was die Anbindung an das Ästhetische, Ethische und Spirituelle erleichtert.

◊ Wer seine Stimme erhebt, erfährt sich selbstbewusster. Wann haben Sie zuletzt mit Inbrunst und gemäß dem Motto „Es gibt keine Fehler, sondern nur Variationen" gesungen? Holen Sie ihre Lieblingslieder hervor. Weil Stimme und Stimmung eng zusammenhängen, könnten auch Kinderlieder, die angenehme Erinnerungen in Ihnen wachrufen, Kraft und Zuversicht schenken. Angenehmes meditatives Singen und Musizieren fördert im Hypothalamus die Regulierung von Stresshormonen, z. B. Cortisol, und der bindungsfördernde Botenstoff Oxytozin wird vermehrt ausgeschüttet. Innerhalb des limbischen Systems werden die Zentren für die Angstbildung ruhiggestellt, während jene Regionen, die positive Gefühle auslösen, aktiviert werden. Diese Regionen stehen mit dem Belohnungssystem in enger Verbindung. Das limbische System, das am Übergang zum Hirnstamm liegt, beeinflusst das Vegetative Nervensystem. Dieses wiederum ist für die Reizbewertung und beim Entstehen von Emotionen bedeutsam (Bernatzky & Presch, 2010, S. 107).

◊ Das Spielen eines Musikinstruments erhöht nachweislich die neuronale Plastizität des Gehirns, wodurch die Verschaltung der Nervenzellen flexibler erfolgt. Auch im Alter kann noch mit dem Instrumentalunterricht begonnen werden. Allein der regelmäßige und persönliche Kontakt mit den Lehrenden wird als angenehm und strukturierend erfahren.

Düfte

◊ Beispielsweise kann der Raum mit dem 100%ig ätherischen Öl von Rose (Rosa damascena), Palmarosa (Cymbopogon martinii), Echtem Lavendel (Lavandula officinalis), Rosengeranie (Pelargonium graveolens) oder Orangenblüten (Neroli) beduftet werden. Auch das Öl der Weihrauchsorte „Boswellia carterii" schafft eine wohlige Atmosphäre. Zur Raumbeduftung kann eine Duftlampe, ein elektrischer Aromastreamer oder Räucherwerk verwendet werden.

Tiere

◊ Vielleicht haben Sie die Möglichkeit, ein Tier zu streicheln, ob Meerschweinchen, Katze oder Hund. Unsere tierischen Freunde zeichnen vor allem deren Fähigkeit zur vorurteilsfreien Kontaktaufnahme und der entspannungsfördernde Effekt auf den menschlichen Körper und auf die Psyche aus.

Entspannung für Körper und Seele

◊ Schon eine einfache Atemübung hat eine entspannende Wirkung auf Körper und Seele, hierzu ein Beispiel: Nehmen Sie mit Ihrem Körper Kontakt auf und legen Sie die Hände auf den Bauch. Atmen Sie einige Male tief durch die Nase ein und durch den Mund aus. Bei der Einatmung wölbt sich der Bauch nach außen. Bei der Ausatmung senkt sich die Bauchdecke ab. Die Ausatmung sollte dreimal länger als die Einatmung dauern. Machen Sie zwischen der Ein- und Ausatmung eine kurze Atempause.
Sie können diese Atemübung auch mit einer Affirmation unterlegen. Atmen Sie positive Gedanken ein und negative aus, z. B. „Ich atme den liebevollen Umgang mit mir ein und die Selbstabwertung aus."

◊ Beispielsweise wirkt das aus Indien stammende Yoga durch die Kombination von Meditation und körperlichen (Atem-)Übungen zentrierend.

◊ Die progressive Muskelentspannung nach Edmund Jakobsen, 1888–1983, verringert einen hohen Muskeltonus und senkt die Herz- und Atemfrequenz. Entsprechende Übungen stehen zum kostenlosen Download im Internet zur Verfügung, siehe z. B. Bödeker (2018, o. S.).

◊ Die in den USA von Joseph Hubertus Pilates, 1883–1967, entwickelte „Pilates-Methode" ist ein geistiger Weg, der darauf abzielt, die Kräftigung von Beckenboden-, Bauch- und Rückenmuskulatur systematisch zu stärken und die Entspannung zu fördern, siehe z. B. Pilates-Verband Austria (o. J., o. S.) oder Pilates- und Bewegungszentrum GBR (o. J., o. S.).

◊ Das Zentrum für Achtsamkeit in Köln (o. J., o. S.) bietet geführte Meditationen zum kostenlosen Download an. Diese dauern zwischen 3 und 30 Minuten und lauten z. B. „Achtsames Mitgefühl", „Liebevolles Atmen in Stille", „Gefühle" oder „Hören" usw.

In der Stille verweilen

◊ Begeben Sie sich zweimal täglich für fünf Minuten in die Stille. Verlängern Sie die Stille-Minuten langsam und gemäß Ihrem Vermögen.

◊ Wenn die absolute Stille für Sie noch nicht auszuhalten ist, lenken Sie Ihren Geist z. B. auf einen Baum und schauen Sie ihn ganz genau an.

Notieren Sie all das, was zu Ihrer Beruhigung und Entspannung noch beitragen könnte!

✎ …

Ziel

Stereotypen haben den Vorteil, dass sie schnell abrufbar sind und den Umgang mit anderen vereinfachen. Wir brauchen nur die entsprechende Schublade zu öffnen, um alles über eine Person oder Personengruppe zu wissen, etwa dass „für Mädchen Mathematik schwerer zu lernen ist als für Buben" oder dass „alle Italiener*innen ein lautes Organ haben." Stereotype Vorstellungen erzeugen falsche und einseitige Bilder im Kopf. Sie haben noch mehr Nachteile: Sie prägen auch unsere Gefühle und Einstellungen, die Kommunikation und unser Verhalten.

Die nachstehend angeführten Beobachtungs- und Reflexionsaufgaben dienen dazu, die eigene Haltung anderen gegenüber kritisch zu hinterfragen. Dem vorschnellen Pauschalurteil soll Einhalt geboten werden. Der Ausgrenzung und Stigmatisierung anderer soll vorgebeugt und ein versöhnliches und friedvolles Miteinander gefördert werden. Der Fokus der Aufmerksamkeit soll sich nicht überwiegend auf die Schwächen und Fehler einer Person richten, sondern auf ihre positiven Eigenschaften und Potenziale.

Durchführung

Wählen Sie jeweils für einen Tag eine der folgend angeführten Reflexionsaufgaben aus.

1) Ich denke darüber nach, welche Stereotypen und Pauschalurteile ich unreflektiert übernommen habe. Wem gegenüber hege ich Vorurteile in meinem Lebens- und Arbeitsumfeld? Welche Stereotypen werden im Zuge der medialen Berichterstattung transportiert und welchen habe ich mich angeschlossen?

 ...

2) Ich prüfe ein Klischee auf dessen Realitätsgehalt, z. B. Lieben wirklich aller Schweizer*innen Käse, und trifft es tatsächlich auf alle in der Schweiz lebenden Menschen zu, dass sie steinreich sind? Natürlich nicht, denn es gibt auch in der Schweiz Personen, die Tofu bevorzugen oder obdachlos sind.

 ...

3) Ich enthalte mich jeglichen Vorurteilen und Abwertungen anderen gegenüber, z. B. „Die Kollegin ist nur auf ihren Vorteil bedacht", „Anhänger*innen dieser Partei halten nichts vom Klimaschutz", „Personen mit hohem Bildungsgrad sind arrogant" usw.

 ...

4) Ich enthalte mich jeglichen Abwertungen mir selbst gegenüber, z. B. „kurz vor dem Ziel, werde ich ohnehin wieder scheitern", „das ist typisch für mich" usw.

 ...

5) Weil eine Person neben unliebsamen Charakterzügen und Verhaltensweisen viele positive Eigenschaften hat, unterscheide ich zwischen ihrem Verhalten, das ich ablehne, und dem, was ich an der Person aufrichtig anerkennen, achten und ehren kann.

 ...

6) Ich notiere mir all jene Personen, mit denen ich nicht versöhnt bin, und halte fest, weshalb es zum Zerwürfnis gekommen ist. Weil das Leben endlich ist und wir nicht wissen, wann wir von dieser Welt abberufen werden, mache ich mir darüber Gedanken, wem ich künftig versöhnlich begegne, wem ich vergebe, welche Person ich um Entschuldigung bitten oder welchen Schaden ich ausgleichen sollte.

 ...

Ziel

Das Ziel dieser Übung liegt darin, eine Begebenheit zunächst objektiv zu beschreiben, anstatt diesen Schritt zu überspringen und eine Situation einer vorschnellen subjektiven Bewertung zu unterziehen. Zudem sollen neue Möglichkeiten zum wertorientierten Handeln erschlossen werden.

Durchführung

1) Nehmen Sie ein Blatt Papier und einen Stift zur Hand.
2) Rufen Sie sich eine Situation in Erinnerung, die z. B. Unverständnis, Ärger oder Kränkung in Ihnen ausgelöst hat. Geben Sie der Situation eine Überschrift.
3) Unterteilen Sie das Blatt in drei Spalten.
   - Halten Sie in der linken Spalte „Beobachtung" chronologisch, kurz und prägnant fest, was geschehen ist, Schritt für Schritt.
   - Notieren Sie in der mittleren Spalte „Interpretation" Ihre Gefühle und Gedanken, ebenso die Schlüsse und Konsequenzen, die Sie daraus ableiten.
   - Formulieren Sie in der rechten Spalte „Wertrealisierung und Werte", welche Möglichkeiten es noch gibt, um auf die Situation zu reagieren und welche Werte Sie dadurch realisieren würden.

Auf der nächsten Seite finden Sie ein Übungsbeispiel.

Titel: „Die beleidigte Leberwurst"		
Beobachtung	Interpretation	Wertrealisierung und Werte
- Ein Konzept, das ich am 01.02.2021 an meine Chefin per E-Mail übermittelt habe, wurde übersehen. - Nachdem ich es am 08.02.2021 ein weiteres Mal gesendet hatte, wurde mir am 12.02.2021 per E-Mail mitgeteilt, dass es vorerst noch nicht realisiert werden kann. Gründe hierfür wurden keine angeführt. - Zwei Wochen später erfahre ich durch Zufall, dass sich die Firma für das Konzept einer jüngeren Kollegin entschieden hat. - Ich melde mich am nächsten Tag krank usw.	- Akademiker*innen werden bevorzugt. - Die Berufserfahrung älterer Mitarbeitenden hat keinen Wert mehr. - Die Chefin möchte das Unternehmen modernisieren. - Ich bin es offensichtlich nicht wert, dass man mit mir das persönliche Gespräch sucht usw.	- Ich rufe mir die jahrelange konstruktive Zusammenarbeit mit der Chefin in Erinnerung. - Ich suche das persönliche Gespräch, um mich nach den Beweggründen für die Ablehnung meines Konzeptes zu erkundigen. - Ich gratuliere der Kollegin zum Erfolg. - Dass mein Selbstwertgefühl ausschließlich von beruflichen Erfolgen abhängig ist, lasse ich nicht zu. WERTE: 1) Selbstachtung 2) Wertschätzung anderer 3) Teamarbeit 4) Wahrhaftigkeit und Transparenz usw.

Der Sokratische Dialog

„In ihren Gebeten erbitten sich die Menschen Gesundheit
von den Göttern; dass sie dazu die Macht in sich selber tragen,
wissen sie nicht"
(Demokrit aus Abdera, o. J., Fragment 234, S. 28).

Der Sokratische Dialog kann mit Einzelpersonen, Paaren und Gruppen durchgeführt werden. Die Klient*innen werden dazu angeregt, sich tiefer auf eine Thematik einzulassen und darüber zu reflektieren. Zunächst kommt es bei dieser Gesprächsmethode zu einer allgemeinen, jedoch produktiven Verunsicherung, mit dem Ziel, einen Umstand nicht fraglos hinzunehmen, sondern nach neuen, individuellen und kreativen Antworten zu suchen. Der französische Philosoph Pierre Hadot, 1922–2010, schrieb:

Der Dialog lädt zur Gewissenserforschung und Wachsamkeit sich selbst gegenüber, oder kurz gesagt, zum berühmten ‚Erkenne dich selbst!' Wenn der ursprüngliche Sinn dieser Formel auch schwer auszumachen ist, so steht doch fest, dass es sich hierbei um eine Beziehung des Ich zum Ich handelt, welche die Grundlage jeder geistigen Übung bildet. Sich selbst erkennen bedeutet entweder, sich als nicht weise zu erkennen [...], oder aber sich in seinem wesentlichen Sein zu erkennen [...], oder auch in seiner tatsächlichen sittlichen Verfassung zu erkennen (d. h., sein Gewissen zu prüfen) (Hadot, 1991, S. 25, Hervorhebungen und Klammern im Original).

Für die Gesprächsführung mit den Klient*innen erweist sich der Sokratische Dialog als unverzichtbar. Die Bezeichnung geht auf den griechischen Philosophen Sokrates zurück, 469–399 v. Chr., der seine Weisheiten ausschließlich dialogisch zum Ausdruck brachte. Weil der Gelehrte selbst keinen einzigen Text verfasst hatte, übernahmen stellvertretend seine Schüler Platon, 427–347 v. Chr., Xenophon, 430–354 v. Chr. und Aristoteles, 384–322 v. Chr., sie werden als „Sokratiker" bezeichnet, die Verschriftlichung seiner Dialoge, wodurch das Bild von Sokrates und seiner Philosophie wesentlich geprägt wurde und der Nachwelt erhalten blieb. Die Beziehung zwischen Platon und Sokrates war besonders vertrauensvoll. Die „Apologie des Sokrates" (Platon, 1919) und seine Verteidigungsrede, ehe er zum Tod durch den Schierlingsbecher verurteilt wurde, ist einer der meist rezipierten Texte Platons.

Kaum erspähte Sokrates jemanden auf der Straße, ging er auch schon auf ihn zu, um mit ihm eine Unterhaltung zu beginnen. Stets hatte Sokrates sein Nicht-Wissen zugestanden. Dysfunktional sind Konzepte und

Denkstile dann, wenn sie sich statt auf Fakten, *„auf Meinungen und Spekulationen"* stützen, die zur subjektiven Realität der Person oder zu ihren Zielen im Widerspruch stehen (Stavemann, 2014, S. 125). Sokrates war es wichtig herauszufinden, was es bedeutet, ein Mensch zu sein. Er wollte wissen, wie man seine Existenz ausfüllen und wie eine „richtige" Lebensweise aussehen kann (ebd., 2015, S. 28).

Einer jeden Behauptung trat Sokrates entschieden entgegen und forderte seine Gesprächspartner*innen dazu auf, den Grund einer vermeintlichen Wahrheit zu suchen. Er hat, wie es in der Apologie heißt, seine Mitbürger*innen *„ausgefragt, geprüft und ins Gebet genommen"* (Platon, 1919, S. 44), nicht um ihnen lehrend eine neue Wahrheit zu vermitteln, sondern um ihnen den Weg zu zeigen, auf dem sie sich finden lässt. Gegen Ende des Gesprächs stellte er seinem Gegenüber geschlossene Fragen, die mit „Ja" oder „Nein" zu beantworten waren. Ihm war es egal, ob es sich dabei um einen Handwerker, Bauern oder einen Staatsmann handelte, denn er kommunizierte mit allen Menschen auf Augenhöhe. Er war davon überzeugt, dass das, was er zu sagen hatte, alle etwas angehe. Der Gelehrte vertrat die Ansicht, dass jeder Mensch lernen muss, richtig zu denken, über sich gut Bescheid zu wissen und über sich selbst Rechenschaft abzulegen (Weischedel, 2014, S. 34–35). Sokrates verglich sein zielführendes Fragen mit der Tätigkeit einer Hebamme, weshalb auch von „meäutischer Konversation" gesprochen wird; das griechische Wort „Maieutik" bedeutet *„Hebammenkunst"* (Educalingo, o. J., o. S.). Er selbst war der Geburtshelfer, durch den es einer Person möglich wurde, neue Einsichten und neues Wissen zu gebären, anders als ein Dozent, der Wissen überwiegend monologisierend vermittelt (Stangl, o. J., o. S.).

Er [der Sokratische Dialog] ist eine sprachlich geführte Auseinandersetzung zwischen ursprünglich zwei, evtl. weiteren Personen, die durch die Rede und Gegenrede gemeinsam eine vorgelegte These (kritisch) prüfen resp. ein Problem untersuchen, um das Wahre oder Gerechte, das Allgemeingültige herauszufinden (Raupach-Strey, 2012, S. 29, Klammern im Original).

Die Gesprächspartner*innen von Sokrates haben es aber durchaus auch als unangenehm empfunden, dass er ihnen, und dies tat er auch auf öffentlichen Marktplätzen, fortwährend Fragen stellte. Im beratenden Kontext sollte darauf geachtet werden, gegenüber den Ratsuchenden weder Besserwisserei noch eine Gesprächsführung zu praktizieren, die moralischen Druck aufbaut, an deren Ende die ernüchternde Erkenntnis des eigenen Unvermögens, der Unwissenheit und der Bloßstellung vor anderen steht.

Nachdem Kaiser Justinian I. im Jahr 529 n. Chr. diese Form des Dialogisierens an der Platonischen Akademie verboten hatte, dauerte es über 1.000 Jahre, ehe Immanuel Kant dieses didaktische Vorgehen im Zuge der Aufklärung erneut aufgriff. Später trug vor allem Leonard Nelson, 1882–1927, zur Weiterentwicklung des Sokratischen Dialoges bei. Als Philosoph und Hochschullehrer war es ihm ein Anliegen, fundamentale Fragen mit der politischen und pädagogischen Praxis zu verbinden (PPA Philosophische-Politische Akademie, o. J., o. S.). Nelson (1922, S. 2), der einen wissenschaftlichen Anspruch hatte, sprach in der „Göttinger Rede" von der *„sokratischen Methode"*, durch die Ratsuchende nicht nur zu einem besseren Leben, sondern ebenso zu einem bedeutsamen Erkenntnisgewinn gelangen sollen. Sokrates war der erste Philosoph, der auf die Kraft des menschlichen Geistes vertraute, mit dessen Hilfe es möglich ist, die philosophische Wahrheit zu erkennen. Er war davon überzeugt, dass nicht Einfälle oder äußere Lehren Wahrheiten erschließen, sondern nur das planmäßige und unablässige Nachdenken. Hierin, so Nelson (1922, S. 8) liegt die philosophische Größe von Sokrates. Seine pädagogischen Fähigkeiten zeigen sich darin, dass er, wiederum als Erster, seine Schüler auf diesen Weg des Selbstdenkens und in den Gedankenaustausch mit anderen geführt hat, um einer Selbstverblendung entgegenzuwirken (ebd.).

Der Schüler von Nelson, Gustav Heckmann, 1898–1996, entwickelte die Sokratische Methode von einem ethisch-pädagogischen Erkenntnisprogramm zu einer mehr pädagogisch-praktisch orientierten Anleitung. Der Lehrer und Philosoph Heckmann prägte den Begriff *„Sokratisches Gespräch"* (1993, S. 6).

Der Sokratische Dialog erweist sich vor allem auch dann als indiziert, wenn einem Problem eine dysfunktionale Grundüberzeugung, eine fragwürdige Lebensphilosophie oder Moralvorstellung zugrunde liegt, oder wenn es um das Präzisieren von Begriffen geht. Das systematische Nachfragen führt bei den Ratsuchenden zu neuen Werturteilen, Erkenntnissen, Problembewältigungsmöglichkeiten und Perspektiven. Begriffe wie „Moral", „Loyalität" oder „Gerechtigkeit", die mit absoluten Forderungen an sich oder an andere verknüpft sind, werden im Zuge dieser explikativen Dialogtechnik aufgeweicht und relativiert. Irrationale Konzepte zur Selbstwertbestimmung, zur Schaffung von existenzieller Sicherheit oder zur Erfolgsprüfung bekommen eine realitätsnahe und alltagstaugliche Konnotation. Sokratische Dialoge verlaufen strukturiert und prozesshaft (Stavemann, 2013, S. 136). Hierzu bedienen sich Beratende und Therapeut*innen verschiedener Frage- und Disputtechniken und der Methode der *„regressiven Abstraktion"* (ebd.). Das ist eine Form der Lösungssuche, die vom Besonderen zum Allgemeinen, vom Bedingten zu den Bedingungen und vom Symptom zur Ursache führt. Es werden drei Arten der Sokratischen Dialogführung unterschieden: die explikative, die normative und die funktionale.

Der **explikative Sokratische Dialog**, „explikativ" bedeutet „erklärend", dient der Begriffsklärung. Die Leitfrage lautet: „Was ist das?" Zusätzliche Fragen können beispielsweise sein: „Was verstehen Sie unter Liebe?" oder „Wann ist ein Mensch für Sie wertvoll und wann nicht?"

Die folgenden Schritte unterstützen den begriffsbestimmenden Dialog:

◊ Bestimmung eines Themas oder eine Fragestellung aus dem Lebensalltag der Klientin/des Klienten. „Welchen Stellenwert hat Liebe in Ihrem Leben?"

◊ Sammeln von Eigenschaften des untersuchten Begriffs und somit Offenlegung persönlicher Werte und Maßstäbe, z. B. „Was genau bedeutet für Sie der Begriff Liebe?" Beispiele aus dem realen Leben der Person sind bei diesem Schritt hilfreich.

◊ Zusammenfassen gesammelter Eigenschaften durch die Dialogführenden.

◊ Suche nach weiteren Eigenschaften, und falls welche gefunden werden, wird das Gespräch beim zweiten Punkt fortgesetzt.

◊ Trennen von notwendigen und hinreichenden Eigenschaften, um Letztere zu verabschieden.

◊ Erarbeiten wesentlicher Kriterien, aus denen schließlich die gesuchte Begriffserklärung hervorgeht (Stavemann, 2013, S. 136).

Der **normative Sokratische Dialog** dient der Beantwortung der Frage „Darf ich das?", womit eine Einstellung oder Handlung einer moralisch-ethischen Prüfung unterzogen wird. Die Frage danach, ob man sich von einem kranken Partner trennen darf oder ob es moralisch richtig ist, Kinder unterschiedlich stark zu lieben, betreffen die normative Ebene.

Der **funktionale Sokratische Dialog** beantwortet die Frage „Soll ich das?" und forscht nach alternativen und zielführenderen Einstellungen und Verhaltensweisen, um ein bestimmtes (Lebens-)Ziel zu erreichen. In diesem Zusammenhang wird beispielsweise der Frage nachgegangen: „Dient das meinem Ziel?", z. B. ob man in einem Angestelltenverhältnis bleiben oder eine eigene Firma gründen soll (Stavemann, 2013, S. 136; Stavemann, 2015, S. 19).

127

Beratende und psychotherapeutisch Tätige achten während eines Sokratischen Dialogs darauf, dass das Kernthema behandelt wird und sich keiner im Diskurs über nebensächliche Themen verliert. Überdies stellen sie immer wieder den Bezug zur Realität her, anstatt sich mit allgemeingültigen Wahrheiten zufriedenzugeben. Statt Fehler durch Kritik aufzuzeigen, fragen sie solange nach schlüssigen Erklärungen, bis die Ratsuchenden nicht zielführende Denk- und Verhaltensweisen selbst erkennen. Die neutrale Haltung ist vor allem dann wichtig, wenn mehrere Personen an einem Dialog teilnehmen. Das wiederholte und exakte Formulieren zentraler Erkenntnisse erfordert von den Beratenden Zeit und Geduld. Konsequent sollen von den zu Beratenden die jeweiligen Erkenntnisse bestätigt werden (Stavemann, 2013, S. 139–140).

Ein positiver Effekt der sokratischen Methode liegt überdies darin, dass Klient*innen ihre selbst erarbeiteten Ansichten vehementer vertreten und bessere Argumente für ihre neu gewonnenen Erkenntnisse vorlegen können. Dies wiederum wirkt sich positiv auf deren Selbstvertrauen und auf die Bereitschaft zur Übernahme von Selbstverantwortung aus.

Der Dialog ist kontraindiziert, wenn Beratende oder Therapeut*innen über kein reflektiertes Wahrheitskonzept verfügen, wenn sie den Anspruch haben, auf die Fragen ihrer Klient*innen selbst die Antwort geben zu müssen, und wenn sie dazu tendieren, den Ratsuchenden ihre eigenen Ideale und Ziele zu oktroyieren (Stavemann, 2013, S. 134–135). Wird der Sokratische Dialog unterbrochen und bleibt er unvollendet, könnte eine Person in einer unangenehmen *„inneren (sokratischen) Verwirrung"* (ebd., S. 139, Klammern im Original) zurückbleiben.

Ziel

Der von mir verfasste Text „Wer klopft an meine Tür?" – „Dein Gewissen" handelt von Wesensmerkmalen und richtungsweisenden Intentionen des Gewissens, und davon, wie Menschen mit ihrem Sinnorgan in Kontakt treten können, um ihr Leben und das von anderen zu bereichern. Fallstricke und Selbsttäuschungsmanöver, welche die geistige Schau nach innen erschweren oder verunmöglichen, werden ebenso beschrieben. Das Ziel dieser Selbsterfahrung liegt darin, sich auf eine tiefgründige Gewissensbesinnung einzustimmen, um herauszufinden, was im Alltag tatsächlich Halt gibt. Ihrem Tempo gemäß und behutsam sollen Sie darüber nachsinnen, wie das Gewissen sich in Ihnen regt, wann es versucht, sich bei Ihnen Gehör zu verschaffen, wie Sie darauf reagieren bzw. wie künftig eine gewissenstreue Lebensweise aussehen könnte.

Drei Möglichkeiten der Durchführung

Folgend nenne ich drei Möglichkeiten, wie Sie den Text einsetzen können:

Erstens: Es muss nicht der gesamte Text gelesen werden. Es kann auch nur eine Passage oder einige wenige Textpassagen ausgewählt werden. Hierzu händige ich den Klient*innen den entsprechenden Textabschnitt bzw. die Textpassagen aus. Nachdem der Text einmal laut und ein zweites Mal in Stille gelesen wurde, lade ich zum Aussprechen von Erfahrungen und Gedanken zum Gelesenen ein.

Zweitens: Als Beraterin/als Berater lesen Sie gegen Ende einer Beratungseinheit der ratsuchenden Person nur die in kursiv geschriebenen Überschriften vor und händigen ihr dann jene Textpassage aus, von der sie sich spontan angesprochen fühlt. Bis zum nächsten Wiedersehen kann sie in Ruhe über den Text nachsinnen und ihre Gedanken dazu niederschreiben.

Drittens: Nachdem Sie den gesamten Text gelesen haben, beantworten Sie schriftlich die im Anschluss daran angeführten Fragen. Dies kann im Rahmen einer Selbsterfahrung im Einzel- oder im Gruppensetting geschehen.

129

„Wer klopft an meine Tür?" – „Dein Gewissen."

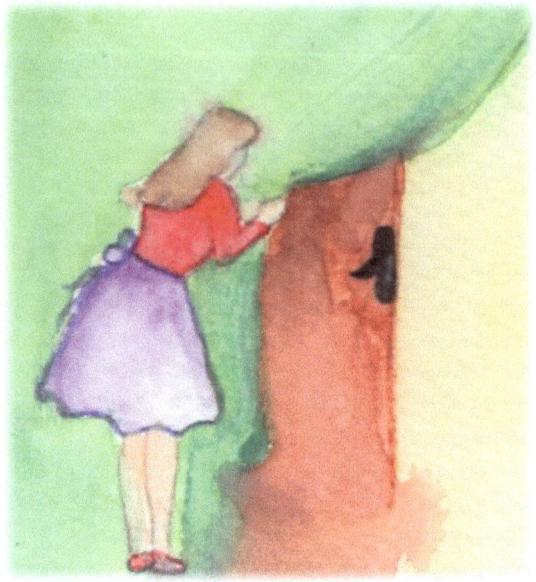

In der Krise wächst die Kraft

Die schwersten Stunden unseres Lebens bergen zugleich auch die größten Begabungen in uns. Eine Lebensweisheit besagt, dass nicht nur geboten ist, zu tun, was einem gefällt, sondern auch, was in der Welt gebraucht wird.

Das Gewissen ist ein treuer, weiser Mentor

Das Gewissen ist ein treuer Mentor im Leben eines Menschen. Es übersteigt analytisches und zielorientiertes Denken, erkennt die Vielschichtigkeit einer Situation und ist der umfassenden Wahrnehmung fähig. Es weiß um das Ganze, das die Lebewesen untereinander verbindet und sie übersteigt. Zugleich hat es ein Sensorium für die augenblickliche Sinnverwirklichung, weshalb es dazu fähig ist, spontan und unmissverständlich zu reagieren. Selbst den in einer unüberwindbaren Herausforderung verborgenen Sinn vermag die Gewissensinstanz zu erfassen, und sie kann den Zugang zum spirituellen und transzendenten Sein öffnen.

Das Gewissen befähigt zur Selbstdistanzierung und Wertrealisierung

Die innere Leitinstanz kreist nicht nur um das eigene Selbst, sondern hat das Wohl aller zum Ziel. Das Gewissen intendiert das Gute und forscht nach friedvollen Wegen zur Beilegung von Streit. Es birgt in sich die Kraft, der miesen Laune, der körperlichen Trägheit und den starren Gewohnheiten zu entsagen, um jene Werte zu achten, die einem wichtig sind.

Die Wandlung der irdischen Hoffnung in eine transzendente

In Grenzsituationen des Lebens, die rational nur fragmentarisch verstehbar sind, hilft das Gewissen, herauszufinden, wann es Zeit ist, die irdische Hoffnung in eine transzendente zu wandeln, etwa dann, wenn ein geliebter Mensch am Endpunkt seines Lebens angelangt ist. Der von Sinnstreben erfüllte Innenraum eines Menschen hilft beim Entwickeln von hilfreichen Einstellungen, und dort, wo die Möglichkeiten des aktiven Tuns ausgeschöpft sind. Der Innenraum hilft uns, zu erkennen, was verwirklichungswürdig wäre und was real verwirklichungsmöglich ist. Etwa wenn die Zeit gekommen ist, einem Menschen zu sagen, *„Ich danke dir für dein Bemühen um mich"* oder *„Es tut mir aufrichtig leid, dass ich dich damals im Stich gelassen habe."*

Der inneren Stimme Gehör schenken

Es heißt, dass in einer Muschel das Rauschen des Meeres zu hören ist. Ähnlich dem Hohlkörper der Meeresschnecke, der die Geräusche, die wir sonst nicht wahrnehmen können, verstärkt, hören wir in der konzentrierten Stille die Stimme des Gewissens deutlicher. Dessen Botschaften richten sich an (s)einen Menschen. Anfänglich vernehmen wir sie leise und zögernd, auslotend, ob ihr wirklich Gehör geschenkt wird. Je geduldiger wir sind und je konzentrierter wir uns dem Gewissen zuwenden, desto deutlicher hören wir die Stimme des Sinnorgans, *„die tief aus dem Inneren kommt und durch nichts gedrängt* […] *werden kann"* (Rilke, 1903, o. S.).

Die innere Stimme überhören

Vielleicht hat diese innere Weisheit längst an uns appelliert, jedoch ohne Erwiderung unsererseits. Die zahlreichen Verpflichtungen und Alltäglichkeiten, die überhöhten Selbstansprüche und das Heischen nach Anerkennung und Erfolg versperrten den Weg nach innen. Manch eine menschliche Geistigkeit hat aufgehört, überhaupt in das Bewusstsein vorzudringen, weil der Mensch dem Irrtum anheimgefallen ist, die Antworten auf existenzielle Lebensfragen rational und faktenbasiert geben zu müssen.

Wir kennen aber auch Menschen, die schlichtweg einen Weg gefunden haben, mit einem „schlechten Gewissen" zurechtzukommen. Wenn wir ihnen beim Leben zusehen, erleben wir sie „abgestumpft" und „funktional".

Nietzsche: „Was weiß der Mensch eigentlich von sich selbst?"

Friedrich Nietzsche, 1844–1900, beschrieb in seinem Aufsatz „Über Wahrheit und Lüge im außermoralischen Sinne", wie der Mensch seinen Geist dafür gebraucht, sich so zu verstellen, dass er sich schließlich selbst nicht mehr erkennen kann:

Im Menschen kommt diese Verstellungskunst auf ihren Gipfel: hier ist die Täuschung, das Schmeicheln, Lügen und Trügen, das Hinter-dem-Rücken-Reden, das Repräsentieren, das im erborgten Glanze leben, das Maskiert-Sein, die verhüllende Konvention, das Bühnenspiel vor anderen und vor sich selbst, kurz das fortwährende Herumflattern um die eine Flamme Eitelkeit so sehr die Regel und das Gesetz, dass fast nicht unbegreiflicher ist, als wie unter den Menschen ein ehrlicher und reiner Trieb zur Wahrheit aufkommen konnte. Sie sind tief eingetaucht in Illusionen und Traumbilder, ihr Auge gleitet nur auf der Oberfläche der Dinge herum und sieht „Formen", ihre Empfindung führt nirgends in die Wahrheit, sondern begnügt sich, Reize zu empfangen und gleichsam ein tastendes Spiel auf dem Rücken der Dinge zu spielen [...]. Was weiß der Mensch eigentlich von sich selbst? " (Nietzsche, 1873, zit. n. König, 2019, S. 239, Hervorhebungen im Original).

Gewissensbesinnung vor dem Spiegel -
Augen als Seelenportale

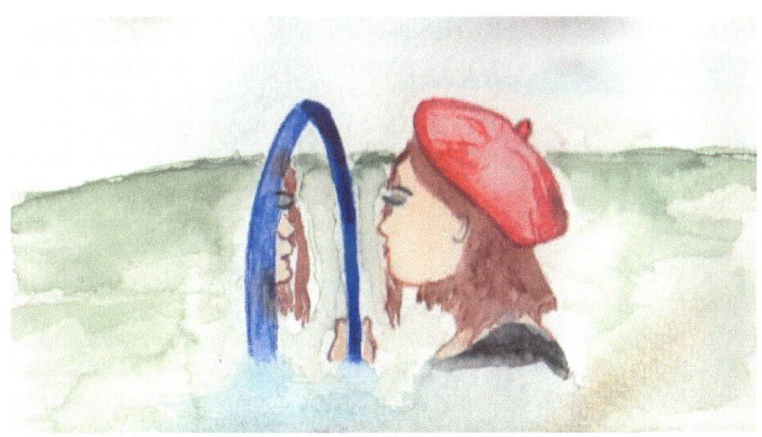

Ziele

Die Selbsterfahrung „Gewissensschau mit dem Spiegel" unterstützt Sie beim Öffnen der Pforte zu Ihrem inneren Raum, um dort mit dem Gewissen, das losgelöst von äußeren Erwartungen und gänzlich frei von persönlichen Machtansprüchen ist, in Kontakt zu treten.

Vorbereitung

Für diese Übung brauchen Sie ausreichend ungestörte Zeit, einen Spiegel und Schreibzeug. Weil Ihre Augen nicht nur optisch wahrnehmen, sondern zugleich Seelenportale sind, spiegeln sich in ihnen die Regungen des Gewissens wahrheitsgetreu wider. Was das Gesollte in Ihrem Leben ist, wird im Zuge dieser tief gehenden Sinneswahrnehmung ansichtig: *„Oder habt ihr etwa vergessen, dass euer Körper ein Tempel des Heiligen Geistes ist [...]?"* (1. Korinther 6,19 in BibleServer, 2016, o. S.)

Falls Sie sich getrieben oder aufgewühlt fühlen, versuchen Sie, zur Ruhe zu kommen, ehe Sie sich auf die Gewissensbesinnung vor dem Spiegel einlassen. Das Kapitel „Wege, um zur Ruhe zu kommen" beinhaltet hierzu einige Anregungen.

Durchführung

Setzen Sie sich vor einen Spiegel und konzentrieren Sie sich zehn Minuten auf den Ausdruck Ihrer Augen, ehe Sie sich mit den folgenden Fragen befassen:

Welche Gefühle nehme ich in diesem Moment beim Blick in meine Augen wahr?

 ...

Ich denke an eine Situation, die mir ein gutes Gewissen bescherte. Welchen Ausdruck haben meine Augen und mein Gesicht, wenn ich mir das Gefühl des guten Gewissens vergegenwärtige?

 ...

Ich denke an eine herausfordernde Situation, die ich unbefriedigend bewältigt habe und derentwegen ich nachhaltig ein schlechtes Gewissen habe. Welchen Ausdruck haben meine Augen und mein Gesicht, wenn ich mir das Gefühl des schlechten Gewissens vergegenwärtige?

 ...

Wem gegenüber bin ich etwas schuldig geblieben, z. B. verbal, emotional, materiell usw.?

 ...

Welche Freiheiten habe ich, um die Last meines Gewissens zu reduzieren?

✎ ...

Falls Sie aktuell in Ihrem Leben eine Gewissenslast verspüren, lenken Sie nun Ihre Aufmerksamkeit dorthin.

Welchen weisen Rat gibt mir mein Gewissen, damit ich die herausfordernde Lebenssituation meinen Werteprinzipien gemäß gestalten kann? Wozu fühle ich mich angeregt?

✎ ...

Lassen Sie die Zukunft vor Ihrem inneren Auge aufleuchten.

Welche Entwicklungen soll ich in meinem künftigen Leben zulassen?

✎ ...

Worauf darf ich bei der Erfüllung künftiger Aufgaben hoffen und vertrauen?

✎ ...

An welchen zentralen Werten soll ich mich künftig orientieren?

✎ ...

Im Dialog mit meinem Gewissen – Fragen zur Reflexion

Das Ziel dieser Reflexion liegt im Erkennen Ihrer besonderen Fähigkeiten und Charismen, um diese für eine freudvolle und wertorientierte Lebensführung nutzbar zu machen. Liebe Leserinnen und Leser, ich wünsche Ihnen den Mut und die Entschlossenheit, Ihrem Gewissen vertrauensvoll die Tür zu öffnen. Ich empfehle, die Gedanken, Erinnerungen und Antworten, die sich Ihnen in der Auseinandersetzung mit den folgenden Fragen erschließen, schriftlich festzuhalten.

Welche individuellen Begabungen und Charismen habe ich?

✐ ...

Über welche besonderen Einsichten in Lebenszusammenhängen verfüge ich und für wen oder was wäre dieses Mehrwissen möglicherweise bedeutsam?

✐ ...

Welchen Beitrag könnte ich erbringen, um menschliche Existenz zu erklären, zu erleichtern und zu verbessern, um das Gute in der Welt zu mehren? Welche positiven Entwicklungen könnte ich unterstützen?

✐ ...

Beim Nachdenken darüber, welche Wesensmerkmale/Eigenschaften mein Gewissen hat, komme ich zu diesen Ergebnissen:

✐ ...

Ich versuche, die Funktionsweise und Bedeutung meines Gewissens so treffend wie möglich zu beschreiben bzw. zu verbildlichen. Welcher Name, welches Symbol, welche Farbe, welche Bildmetapher beschreibt mein Gewissen am besten?

🖊 ...

Meine Gedanken gehen zurück in die Zeit der Kindheit und Jugend. In welchen Situationen habe ich deutliche Gewissensregungen wahrgenommen? Was haben sie in mir ausgelöst? Wann fühlte ich mich dazu motiviert, etwas zu tun oder zu unterlassen?

🖊 ...

Ich halte fest, wie es sich anfühlt, wenn ich ein gutes Gewissen habe:

🖊 ...

Wenn ich ein schlechtes Gewissen habe, fühlt sich das wie folgend beschrieben an:

🖊 ...

Diese wichtigen Entscheidungen habe ich gewissenskonform getroffen:

🖊 ...

Diesen äußeren Umständen, körperlichen Befindlichkeiten bzw. psychischen Gestimmtheiten habe ich zugunsten höherer Werte getrotzt, obwohl Vernunftargumente dagegengesprochen haben:

✐ ...

Ich richte an mein Gewissen die Frage, was es von mir braucht, um mir im Leben hilfreich zur Seite stehen zu können. Welche Antwort vernehme ich?

✐ ...

Unter diesen Umständen ist es mir (sehr) gut möglich, auf mein Gewissen zu hören:

✐ ...

In diesen Lebenssituationen war mir mein Gewissen eine große Hilfe:

✐ ...

In diesen Lebenssituationen hat mich die Stimme meines Gewissens irritiert. Ich weiß, dass es sich dabei um keinen Gewissens-, sondern um einen Wertekonflikt handelte. Welche Werte verlangten danach, neu gereiht zu werden?

✐ ...

Welche Mechanismen setze ich dann und wann ein, um mich nicht der mahnenden Stimme meines Gewissens aussetzen zu müssen?

✐ ...

Unter diesen Umständen fällt es mir (sehr) schwer, auf mein Gewissen zu hören:

✐ ...

Bei diesen Geschehnissen habe ich die Stimme meines Gewissens zwar gehört, jedoch ignoriert:

✐ ...

In Bezug auf folgende Entscheidungen und Verhaltensweisen habe ich noch immer ein „schlechtes Gewissen":

✐ ...

Was sollte ich in den nächsten Monaten und Jahren tun, um möglichst wenig von dem anzuhäufen, was ich im Rückblick auf mein Leben bereuen würde?

✐ ...

Einführende Gedanken

Einer intrinsisch verankerten Wertvorstellung liegt eine Zusammenballung bestimmter (Beziehungs-) Erfahrungen zugrunde, erfüllende und erschütternde. Werte motivieren beispielsweise dazu, der Stigmatisierung von Menschen entgegenzutreten, sich für faire Arbeitsbedingungen einzusetzen oder Sinnstiftendes zu tun, den widrigen Umständen zum Trotz. Wer schwer krank ist, für den hat Gesundheit einen hohen Stellenwert. Wer Ausgrenzung wegen einer körperlichen Beeinträchtigung erfährt, weiß um die Bedeutung von Rücksichtnahme und sozialer Einbindung. Wem selbst ein schwerer Fehler verziehen wurde, kann anderen eher in einer versöhnlichen Haltung begegnen.

Drei Werteebenen

Frankl vergleicht die Werterkenntnis mit einer leuchtenden Lampe, die ihr Licht ausstrahlt, unabhängig davon, ob eine Person die Augen geöffnet oder geschlossen hat. Analog ist ein Wert (implizit) erfasst und er existiert als absoluter Wert, unabhängig davon, ob die Person diesen aufgreift oder nicht (Frankl, 1946, S. 31–32). Einmal vermag der Mensch die Forderung einer Stunde durch eine sinnvolle Handlung zu erfüllen, das andere Mal durch das Aufgehen in einem Erlebensangebot (ebd., S. 35). Menschen können folgende Wertekategorien realisieren:

Schöpferische Werte, auch Schaffenswerte genannt, wie produktive Arbeit (Frankl, 1946, S. 34), ebenso handwerkliches und künstlerisches Schaffen, geistige Arbeit, Beziehungsarbeit, Konfliktbewältigung und Persönlichkeitsbildung usw. *Erlebniswerte* wie Kontemplation, Natur- und Kunsterleben, familiäre und soziale Beziehungen, Sport, Spiel, Kulinarik usw. *Einstellungswerte,* der höchsten Werteebene zugehörig, werden dann verwirklicht, wenn das Leben weder schöpferisch noch produktiv, auch nicht reich an Erlebenswerten ist, sondern sich die Möglichkeiten verengen. Einstellungswerte werden durch das *„tapfere Ertragen"* von Leid und Schicksalsschlägen mittels der *„Trotzmacht des Geistes"* (Frankl & Kreuzer, 1986, S. 76) verwirklicht, abseits aller Wertverwirklichung durch Aktivität. Bedeutsam ist, wie sich die Person gegenüber einer unveränderbaren schicksalhaften Lage einstellt.

Ziel

Die kreative Selbsterfahrung „Collage der Werterkenntnis" hebt den Wertereichtum einer Person, den sie im bisherigen Leben bereits verwirklichen konnte. Ferner wird das Wertebewusstsein gestärkt und die Person wird für die Notwendigkeit und Gelegenheiten einer wertorientierten Lebensführung sensibilisiert. Das kreative Tätigsein unterstützt eine schöpferische Wertverwirklichung, fern von äußerer Getriebenheit und Vernunftorientierung. Die kreativ tätige Person nährt sich an der Quelle der *„unbewussten Geistigkeit"* (Frankl, 2006, S. 27) und kann dem Vertrauen in diese nachspüren.

Durchführung und Materialien

Bei dieser Selbsterfahrung werden bisherige Lebenserfahrungen, in denen schöpferische Werte, Erlebnis- oder Einstellungswerte realisiert wurden, zunächst erinnert und anschließend notiert, z. B. Zusammenhalt, Unterstützung, Freundschaft, Treue, Verantwortung, Ehrlichkeit und Authentizität, Zuverlässigkeit, Gerechtigkeit, Tradition, Beständigkeit, Liebe, Herzensgüte, Weisheit und viele andere. Danach wird nach kreativen Wegen gesucht, um aus den Erinnerungen eine Bildkomposition zu erschaffen. Hierzu könnten zum Beispiel folgende Materialien benutzt werden: Zeitungsausschnitte, Fotos, Symbole, farbiges zugeschnittenes Papier, Zierborten, einzelne Worte oder Zitate, Ölkreiden, Acryl- oder Wasserfarben usw. All das wird auf einer Leinwand oder in einem Bilderrahmen arrangiert, aufgeklebt und im Sichtfeld der Schöpferin/des Schöpfers platziert.

Die folgenden Fragen können bei der Komposition der Gestaltungselemente hilfreich sein:

◊ *Welche Herausforderungen habe ich in meinem ersten, zweiten, dritten, vierten usw. Lebensjahrzehnt erfahren und mithilfe welcher Wertekategorie, schöpferischen Werte, Erlebens- oder Einstellungswerte konnte ich sie überwinden?*

◊ *Welche Personen waren bzw. sind für mich wegen ihrer Geisteshaltung moralische Leitfiguren?*

◊ *Welche weiteren Wertvorstellungen liegen meinem Dasein zugrunde?*

◊ *Welche sonstigen grundlegenden Elemente für das Zusammenleben in der Gesellschaft und im Umgang mit der Pflanzen- und Tierwelt sind für mich wünschens- und erstrebenswert bzw. unverzichtbar?*

◊ *Von welchen destruktiven Wertvorstellungen distanziere ich mich mit Entschlossenheit? Z. B. Abhängigkeit, Missgunst, Pessimismus, Trägheit, Unpünktlichkeit, Untreue, Opferhaltung, Akribie, Verschwendung, Unentschlossenheit usw.*

Auch kleine Kinder können bereits ihre Werte zum Ausdruck bringen, entweder als Collage oder in Form eines gemalten Bildes. Bereitwillig folgte die 5-jährige Emma meiner Einladung, eine Leinwand zu bemalen. Ich fragte sie: *„Wann fühlst du dich so richtig wohl? Was bereitet dir Freude?"* Während sie ein farbenfrohes Bild malte, erzählte sie von den Blumen und Tieren im Garten, von ihrer Familie und den Freundinnen im Kindergarten. Danach verschönerte sie ihr Kunstwerk mit verschiedenen Gestaltungselementen. Die Blüten standen für die Freude über die Blumen, das Herz für die Liebe zu ihrem Bruder, die runden Plättchen symbolisierten den Ringelrei-Tanz, die Glassterne standen für die Freude über die Regentropfen, die Perlenkette stand für die Gemeinschaft im Kindergarten und die Libelle symbolisierte die Ausgelassenheit. Die Farben und Symbole wählte Emma intuitiv. Das Sinnbild ziert seither ihr Zimmer.

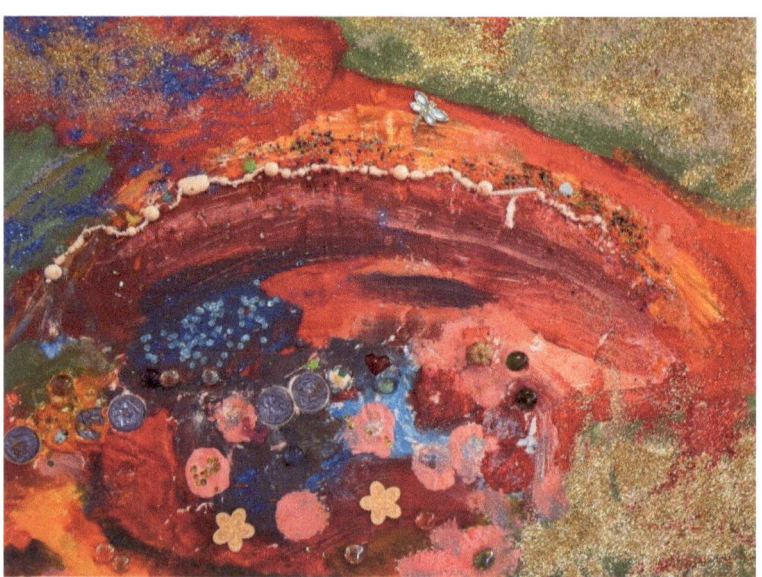

Einführende Gedanken

Die Logotherapie ermutigt zu einem Perspektivwechsel. Bei diesem fragt nicht die Person, was ihr das Leben zu bieten hat, sondern das Leben ist es, das dem Menschen eine existenzielle Frage stellt. Eine Person in leidvoller Bedrängnis ist dann nicht mehr die fragende, klagende, hadernde oder die vom Leben erwartende und fordernde, sondern diejenige, die vom Leben selbst aufgefordert ist, nach den richtigen Antworten auf existenzielle Herausforderungen ihres Lebens zu suchen. Es kommt nie darauf an, *„was wir vom Leben noch zu erwarten haben, vielmehr lediglich darauf, was das Leben von uns erwartet"*, so Frankl (1982, S. 125). Die Forderung, und mit ihr der Sinn des Daseins, *„wechselt von Mensch zu Mensch und von Augenblick zu Augenblick"* (ebd.). Der Aufgabencharakter des Lebens ist demnach ein situativer und individueller.

Zielsetzung

Diese Übung dient dem Erkunden des *„Aufgabencharakter[s] des Lebens"* (Frankl, 1946, S. 43) im Angesicht von Schuld, Schuldgefühl oder Unrechterfahrung. Wenn Klient*innen mit den verfügbaren Ressourcen keine tragfähigen Lösungen im Umgang mit einer persönlichen Herausforderung finden, sich nachhaltig bedrückt und unfrei fühlen, ist das folgend beschriebene Vorgehen empfehlenswert.

Utensilien

Für diese Intervention werden folgende Utensilien benötigt:

◊ Moderationskarten und Schreibzeug
◊ Zwei Wollfäden in der Länge von einem Meter und fünf Metern
◊ Kerze, feuerfeste Schale und Feuerzeug

Durchführung

Die Ratsuchenden fühlen sich nacheinander in fünf Positionen ein. Nachdem sie die Notlage im Hier und Jetzt in der ersten Position wahrgenommen haben, überschreiten sie diese in der zweiten Position. In der dritten Position werden sie dazu angeleitet, sich in die nähere Zukunft einzufühlen. In der vierten Position geht es um das Erkunden des Aufgabencharakters. In der fünften Position integrieren sie die gewonnenen Einsichten in die aktuelle Herausforderung. Folgend werden die einzelnen Positionen konkret beschrieben.

Erste Position: Im Hier und Jetzt verweilen und die körperlichen und psychischen Regungen wahrnehmen

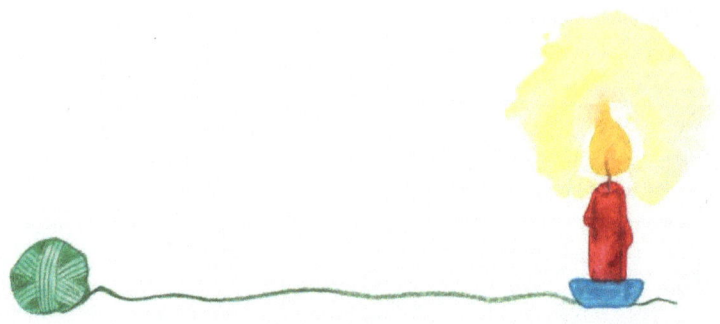

Auf dem Boden wird ein etwa fünf Meter langer Wollfaden gelegt, der den Zeitraum zwischen dem Jahr der Geburt und dem statistisch errechneten Todesjahr der ratsuchenden Person markiert. Den Endpunkt des Lebens symbolisiert eine Kerze, die in einer feuerfesten Schale steht.

Berater*in: *„Wodurch fühlen Sie sich belastet? Was soll heil werden?"*

Einer meiner Klienten formulierte folgende Belastung: *„Ich habe es verabsäumt, mich bei meinem Vater zu Lebzeiten zu entschuldigen."*

Das Belastende wird auf eine Karte geschrieben und im Bereich der Gegenwart auf den Faden gelegt. Danach soll sich die Klientin/der Klient auf die Karte stellen, in Richtung Vergangenheit blicken und sich einige Minuten in die aktuelle Herausforderung einfühlen. Alle körperlichen und psychischen Wahrnehmungen sollen ausgesprochen werden. Mein Klient sagte: *„Ich fühle mich schuldig, freudlos, traurig, geschwächt; ich blicke in die traurigen Augen meines Vaters."*

Zweite Position: Ein tragfähiges ,Wozu' erschließen

Erst durch die Konzentration auf Höherwertiges und Sinnstiftendes wird es möglich, zur körperlichen und psychischen Ebene in eine fruchtbare Distanz zu treten. Die Bewusstmachung zentraler Lebenswerte ermöglicht den Zugriff auf den geistigen Freiraum in uns. Frankl sprach in diesem Zusammenhang von der *„Trotzmacht des Geistes"* (Frankl & Kreuzer, 1986, S. 76). Das tragfähige „Wozu" könnte beispielsweise durch folgende Frage erschlossen werden:

Berater*in: *„Angenommen, Sie fänden einen Weg, um sich vom Schuldgefühl zu distanzieren und eine innere Aussprache mit dem verstorbenen*

Vater herbeizuführen. In welcher Weise würde sich Ihr Leben dann ändern?"

Klient: *„Ich könnte mir selbst wieder in die Augen blicken und ich müsste mich nicht mehr schämen. Ich wäre mit meinem Gewissen wieder im Reinen."*

Alle Aussagen werden auf Moderationskarten geschrieben und auf dem Faden im Bereich der Zukunft platziert.

Dritte Position: Die Herausforderung überschreiten und in die nahe Zukunft gehen

In der dritten Position erfolgt die Vorwegnahme der bewältigten Herausforderung. Die Klientin/der Klient wird dazu eingeladen, den Bereich der Gegenwart durch langsames und bewusstes Überschreiten hinter sich zu lassen, um in Richtung Zukunft zu gehen. Dort angelangt ist die aktuelle Herausforderung überwunden und die Person ist daran gereift. Die Klientin/der Klient soll sich nun in diese künftige Situation einfühlen.

Berater*in: *„Der Platz, auf dem Sie stehen, symbolisiert Ihre Zukunft. Sie haben im inneren Dialog mit dem verstorbenen Vater Ihre Reue zum Ausdruck gebracht. Wo Sie jetzt stehen, sind Sie frei von Schuldgefühlen. Bitte beschreiben Sie das körperliche Erleben und Ihre Gefühle. Erzählen Sie, welche Möglichkeiten und Perspektiven das Leben für Sie bereithält."*

Klient: *„Ich bin frei. Ich weiß, dass mein Vater mir längst vergeben hat. Hier angelangt fühle ich eine Leichtigkeit, die es mir ermöglicht, endlich meinen Interessen nachzugehen."*

Vierte Position: Im Lebensrückblick den personalen Sinnanruf vernehmen

Im vierten Schritt wird die Klientin/der Klient angewiesen, sich neben die Kerze zu stellen. Die Kerze wird entzündet. Sie symbolisiert das Leben der Person und erhellt den Aufgabencharakter. Von dort aus blickt sie auf ihr Leben zurück, dabei den personalen Sinnanruf erkundend. Das Einfühlen in diese Position ist sehr bedeutsam, bedarf genügend Zeit und vielleicht auch einer Sitzgelegenheit. Die Beraterin/der Berater notiert die Antworten auf eine Moderationskarte und übergibt sie der zu beratenden Person.

Berater*in: *„Sie blicken nun aus der Perspektive des Lebens auf die aktuelle Herausforderung. Das Leben richtet sich mit folgender Frage an Sie: ,Wie sollst du auf die Herausforderung reagieren? Wie sollst* *du diese beantworten?'* Die Antwortsuche ist weder auf eine andere Person übertragbar noch soll eine andere Person imitiert werden. Überdies soll die Beantwortung nicht im Zuge von vernunftbasierten Überlegungen erfolgen, sondern intuitiv. Wozu fühlen Sie sich von Ihrem Gewissen angeregt? Welchen Sinnanruf nehmen Sie wahr?"

Klient: *„All das, was mein Vater noch von mir wissen sollte, möchte ich ihm mitteilen. Ich habe mit meiner Schwester einen Konflikt; diesen werde ich zu Lebzeiten beilegen."*

Fünfte Position: Die aktuelle Lebensaufgabe gewissenstreu bewältigen

Im fünften und letzten Schritt geht die Klientin/der Klient zurück auf die Ausgangsposition, dabei die Karte der vierten Position in den Händen haltend.

Berater*in: *„Wozu Sie das Gewissen beauftragte, um die Herausforderung im Hier und Jetzt zu bewältigen, steht auf dieser Karte. Wie könnten Sie die gewonnenen Einsichten in Ihrem Leben umsetzen? Wer oder was könnte Ihnen dabei hilfreich sein?"*

Klient: *„Ich sollte einen Brief an meinen Vater schreiben und ihn um Vergebung bitten. Ich möchte auch meinen Stolz überwinden, versöhnlicher mit anderen und auch mit mir selbst umgehen."*

Die Beraterin/der Berater notiert auch diese Gedanken und übergibt sie der Klientin/dem Klienten.

146

Bewusstmachen von Glaubenssätzen
anhand einer Zeichnung

Ziel

Frühere Lebenserfahrungen bilden häufig die Basis für das Entstehen von Glaubenssätzen. Das Ziel dieser Selbsterfahrung liegt darin, sich der aus Familie, Kultur und Gesellschaft unreflektiert übernommenen Überzeugungen, Einstellungen und Erwartungen, der „Glaubenssätze" bewusst zu werden und auf den Wahrheits- und Realitätsgehalt zu prüfen. Die Weise, wie wir die Welt konstruieren, kann das Leben positiv beeinflussen. Wir können unser Dasein jedoch auch in einem selbst errichteten inneren Gefängnis fristen.

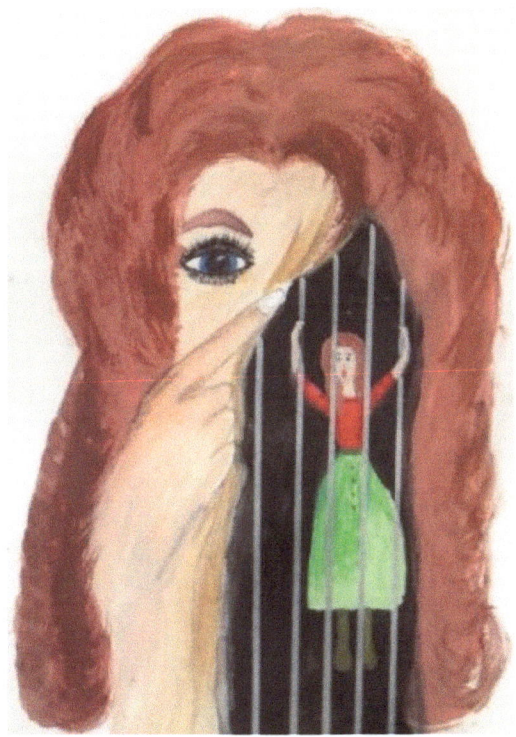

Das innere Gefängnis

Reflexionsfragen zur Zeichnung

Lassen Sie die Zeichnung „das innere Gefängnis" einige Minuten auf sich wirken.

1) *Welche Bedeutung haben für mich die Begriffe „Gewissen", „Schuld", „Reue", „Versöhnung" und „Menschenwürde"?*

✏ ...

2) *Welche Erinnerungen, Gedanken, Gefühle und Körperwahrnehmungen löst die Zeichnung in mir aus?*

✏ ...

3) *Aus welchem Material habe ich mein Gefängnis erbaut? Welche Glaubenssätze schränken meine Lebensmöglichkeiten und -perspektiven ein? Welche Fesseln trage ich mit mir herum?*

✏ ...

4) *Welche Fassade habe ich mir zugelegt, um meine Verzweiflung und Scham vor anderen zu verbergen?*

✏ ...

5) *Welche Wurzeln liegen den für wahr und richtig befundenen Annahmen zugrunde? Woher beziehe ich die Überzeugung, dass meine Glaubenssätze wahr sind?*

✏ ...

6) Welche Glaubenssätze in Bezug auf meine Identität fördern meine Entwicklung, mein Wohlbefinden und machen mehr aus mir?

🖋 ...

7) Welche Glaubenssätze in Bezug auf meine Identität schränken mich ein und machen weniger aus mir?

🖋 ...

8) Welche Möglichkeiten hätte die Frau auf der Zeichnung, um die innere Gefangenschaft in eine seelisch-geistige Oase und Quelle zu wandeln? Was würde ihrer inneren Welt entsprechen? Was müsste sie tun, um mit sich ins Reine zu kommen?

🖋 ...

Selbstmelde-Fragebogen

Werden gesetzliche Regelwidrigkeiten im Bekannten- oder Freundeskreis bekannt bzw. erfahren wir von Straftaten aus den Medien, kommentieren wir diese mitunter beiläufig, uns dabei in einer Schein-Sicherheit wähnend: *„Ein derartiges Fehlverhalten wäre in unserer Familie undenkbar"* oder *„Dieser Person hätte ich ein derartiges Verhalten niemals zugetraut."* Doch der Grat zwischen Unbescholtenheit und Straffälligkeit kann sehr schmal sein. Rückblickend können wir vielleicht von Glück sprechen, nicht in die Mühlen der Justiz geraten und frei von gesellschaftlicher Stigmatisierung geblieben zu sein.

Die nachstehend gelisteten Gesetzespassagen, ein stark gekürzter Auszug aus der Summe von Strafdelikten in Österreich, gehen von der Überlegung aus, dass unser Leben auch Fehlentscheidungen und Handlungen aufweist, die, so sie öffentlich geworden wären, zu einer strafrechtlichen Verfolgung oder verwaltungsstrafrechtlichen Verurteilung geführt hätten. Bitte überlegen Sie, welche der drei Antwortmöglichkeiten bei den auszugsweise genannten Delikten auf Sie zutrifft:

a) *Vollzogen:* Dieses rechtswidrige bzw. unmoralische Verhalten habe ich begangen. Das Risiko, dabei ertappt zu werden, nahm ich in Kauf.

b) *Erwogen:* Die Durchführung dieses Deliktes habe ich bereits ernsthaft in Erwägung gezogen. Schließlich habe ich jedoch wieder Abstand davon genommen.

c) *Gefährdet:* Bei diesen Delikten bin ich nach wie vor gefährdet, sie zu einem späteren Zeitpunkt auszuüben.

Wer möchte, kann die jeweiligen Strafrahmen der einzelnen Delikte in den entsprechenden Gesetzespassagen nachlesen und addieren, um einen ungefähren Überblick über das Ausmaß an Freiheits- und/oder Geldstrafen zu bekommen, das einem erspart geblieben ist.

Delikte

1) Fahrlässige Gefährdung von Menschen durch übertragbare Krankheiten: Versäumnisse im Hinblick auf die Anzeige- und Meldepflicht (EpiG Epidemiegesetz, 1950, § 6), Nicht-Einhalten von Hygienevorschriften, z. B. Desinfektion, Benutzung öffentlicher Badeanstalten (ebd., § 8, 10), Nicht-Einhalten von behördlich angeordneten Vorgaben zur Abstandsregelung, zum Tragen einer Mund-Nasen-Schutzvorrichtung, zur Einhaltung der Sperrstunde in Lokalen und von Absonderungs-Bescheiden (ebd., § 15).

2) Fahrlässige Körperverletzung: Wer fahrlässig einen anderen am Körper verletzt oder an der Gesundheit schädigt (StGB Strafgesetzbuch, 1975, § 88).

3) Illegaler Schwangerschaftsabbruch: Wer mit Einwilligung der Schwangeren deren Schwangerschaft abbricht; eine Frau, die den Abbruch ihrer Schwangerschaft selbst vornimmt oder durch einen anderen zulässt (StGB, 1975, § 96).

4) Gefährliche Drohung: Wer einen anderen gefährlich bedroht, um ihn in Furcht und Unruhe zu versetzen (StGB, 1975, § 107).

5) Fortgesetzte Belästigung via Telekommunikation oder Computersystem: Wer eine Tatsache oder Bildaufnahme des höchstpersönlichen Lebensbereiches einer Person ohne deren Zustimmung für eine größere Zahl von Menschen für eine längere Zeit wahrnehmbar macht (StGB, 1975, § 107c).

6) Üble Nachrede: Wer einen anderen in einer für einen Dritten wahrnehmbaren Weise einer verächtlichen Eigenschaft oder Gesinnung zeiht oder eines unehrenhaften Verhaltens oder eines gegen die guten Sitten verstoßenden Verhaltens beschuldigt (StGB, 1975, § 111).

7) Beleidigung: Wer öffentlich oder vor mehreren Leuten einen anderen beschimpft, verspottet (StGB, 1975, § 115).

8) Öffentliche Beleidigung eines verfassungsmäßigen Vertretungskörpers, des Bundesheeres oder einer Behörde (StGB, 1975, § 116).

9) Verletzung des Briefgeheimnisses und Unterdrückung von Briefen: Wer einen nicht zu seiner Kenntnisnahme bestimmten verschlossenen Brief oder ein anderes solches Schriftstück öffnet (StGB, 1975, § 118).

10) Sachbeschädigung: Wer eine fremde Sache zerstört, beschädigt, verunstaltet oder unbrauchbar macht (StGB, 1975, § 125).

11) Diebstahl: Wer eine fremde bewegliche Sache einem anderen mit dem Vorsatz wegnimmt, sich oder einen Dritten durch deren Zueignung unrechtmäßig zu bereichern (StGB, 1975, § 127).

12) Verheimlichung oder Unterschlagung von Funden: Wer ein fremdes Gut, das er gefunden hat oder das durch Irrtum oder sonst ohne sein Zutun in seinen Gewahrsam geraten ist, sich oder einem Dritten mit dem Vorsatz zueignet, sich oder den Dritten dadurch unrechtmäßig zu bereichern (StGB, 1975, § 134).

13) Förderungsmissbrauch: Wer eine ihm gewährte Förderung missbräuchlich zu anderen Zwecken als zu jenen verwendet, zu denen sie gewährt wurde (StGB, 1975, § 153b).

14) Ketten- oder Pyramidenspiele (StGB, 1975, § 168a).

15) Wettbewerbsbeschränkende Absprachen bei Vergabeverfahren: Wer bei einem Vergabeverfahren einen Teilnahmeantrag stellt, ein Angebot legt oder Verhandlungen führt, die auf einer rechtswidrigen Absprache beruhen, die darauf abzielt, den Auftraggeber zur Annahme eines bestimmten Angebots zu veranlassen (StGB, 1975, § 168b).

16) Herabwürdigung religiöser Lehren: Wer öffentlich eine Person oder eine Sache, die den Gegenstand der Verehrung einer im Inland bestehenden Kirche oder Religionsgesellschaft bildet, oder eine Glaubenslehre, einen gesetzlich zulässigen Brauch oder eine gesetzlich zulässige Einrichtung einer solchen Kirche oder Religionsgesellschaft unter Umständen herabwürdigt oder verspottet (StGB, 1975, § 188).

17) Urkundenfälschung: Wer eine falsche Urkunde mit dem Vorsatz herstellt oder eine echte Urkunde mit dem Vorsatz verfälscht, dass sie im Rechtsverkehr zum Beweis eines Rechtes, eines Rechtsverhältnisses oder einer Tatsache gebraucht werde (StGB, 1975, § 223).

18) Inbetriebnahme bzw. Lenken eines Fahrzeuges in einem durch Alkohol oder Suchtgift beeinträchtigten Zustand (StVO Straßenverkehrsordnung, 1960, § 5).

19) Halten und Parken vor Kreuzungen und auf Schutzwegen (StVO, 1960, § 24, Abs. 1d).

20) Halten und Parken im Bereich des Vorschriftszeichens „Halten und Parken verboten" (StVO, 1960, § 24, Abs. 1a).

21) Halten und Parken im Bereich einer Ladezone (StVO, 1960, § 24, Abs. 2a).

22) Parken auf einem Behindertenparkplatz (StVO, 1960, § 29b).

23) Ablesen der Uhrzeit von einem Funktelefon während der Autofahrt (StVO, 1960, § 23, Abs. 1a).

24) Überfahren einer Sperrlinie oder -fläche (StVO, 1960, § 9).

25) Nicht Blinken vor dem Fahrtrichtungswechsel (StVO, 1960, § 11).

26) Missachtung eines Umkehrverbotes (StVO, 1960, § 14).
27) Beschleunigung während des Überholt-Werdens (StVO, 1960, § 15).
28) Überholen bei ungenügender Sicht (StVO, 1960, § 16).
29) Überhöhte Fahrgeschwindigkeit (StVO, 1960, § 20).
30) Verstoß gegen die Anschnallpflicht (StVO, 1960, § 21a).
31) Fahren auf dem Pannenstreifen bei Stau (StVO, 1960, § 44d).
32) Freihändig Rad fahren (StVO, 1960, § 68).
33) Kinder auf oder neben der Straße spielen lassen (StVO, 1960, § 88).
34) Verstoß gegen Sturzhelmpflicht (StVO, 1960, § 106).
35) Nicht-Deklarieren von Einkunftsarten, Einkünften und Einkommen (EStG Einkommensteuergesetz, 1988, § 1).
36) Verstöße gegen das Suchtmittelgesetz, z. B. Konsum, Besitz und/oder Handel mit Betäubungsmitteln/illegalen Drogen (SMG Suchtmittelgesetz, 1997, § 5).
37) Verstöße gegen das Datenschutzgesetz, z. B. Verletzungen des Datengeheimnisses bzw. Weitergabe personenbezogener sensibler Daten (DSG Datenschutzgesetz, 1999, § 43–47).

Sollte es so sein, dass Sie kein Delikt angekreuzt haben, überlegen Sie bitte, was Sie zu verheimlichen versuchen. ☺

„Der Mensch ist fähig, die Welt zum Besseren zu verändern, wenn es möglich ist, und sich selbst zum Besseren zu verändern, wenn es nötig ist" (Frankl, 2015, S. 53).

Ziel

Das Ziel der Selbsterfahrung „zum heilsamen Umgang mit Schuld" liegt darin, sich mit einer begangenen Tat und/oder einem zugefügten Leid tiefgründig auseinanderzusetzen. Erfahrungsgemäß kann dann der Prozess der Wiedergutmachung der Schuld bzw. eine Lebenswende eingeleitet werden. Bei dieser Selbsterfahrung werden Wege des heilsamen Umgangs mit Schuld aufgezeigt. Überdies soll Ihnen dann möglich sein, mit Ihnen selbst wieder liebevoll umzugehen. Ich empfehle, die folgenden Fragen schriftlich zu beantworten. Dadurch erfahren Sie Entschleunigung und Strukturierung, Gefühle und Gedanken klären sich dadurch.

Hinweis: Der Begriff Lebewesen steht für eine Person oder ein Tier und wird mit „LB" abgekürzt.

1)　Klärung: Schuld oder Schuldgefühl?

Worum handelt es sich aktuell, um eine Schuld oder um ein Schuldgefühl?

→ Im Falle von Schuld *habe* ich wissentlich und absichtlich eine Handlung gesetzt, bei der ich davon ausgehen konnte, dass ein oder mehrere LB dadurch zu Schaden kommen.

Es handelt sich um eine reale Schuld: JA ☐ NEIN ☐

→ Bei einem Schuldgefühl fühle ich so, als *hätte* ich einem oder mehreren LB wissentlich und absichtlich Schaden zugefügt.

Es handelt sich um ein Schuldgefühl: JA ☐ NEIN ☐

2)　Die Schuld eingestehen und ihre Auswirkungen erfassen

Gegenüber diesem/diesen LB wurde ich schuldig, weil …

🖊 …

Diese Werteverfehlungen habe ich zu verantworten bzw. diese Unwerte habe ich gestiftet: …

🖊 …

Die Konsequenzen meines Unrechtverhaltens anderen und mir gegen-über sind folgende:

🖊 …

Die Schwere meiner Schuld lässt sich anhand einer Metapher am ehesten zum Ausdruck bringen oder veranschaulichen. Hierzu einige Beispiele: *„Die Schuld fühlt sich wie in Stein gemeißelt an"* oder *„Ich fühle mich wie der Rattenfänger von Hameln, der der Legende nach Kinder mit seinem Flötenspiel aus der Stadt Hameln lockte, um Rache an den Bürger*innen der Stadt zu üben."* Vielleicht lässt sich Ihre Befindlichkeit anhand eines schuldbewussten Hundeblicks treffend beschreiben.

Diese Metapher bringt die Schwere meiner Schuld zum Ausdruck:

🖊 …

3) Perspektivwechsel der Gefühle durch die Einfühlung in die Situation meines/meiner Mitmenschen

Ich wechsle nun die Perspektive und fühle mich in das/die LB ein, dem/denen ich Unrecht getan habe. Folgend verschriftliche ich all jene Verletzungen, die ich einem oder mehreren LB zugefügt habe.

Diesem/diesen LB habe ich folgende Verletzung*en zugefügt:

🖊 …

4) Die Reue zum Ausdruck bringen

Die Reue hilft mir, ein besserer Mensch zu werden. Ich bereue aufrichtig, dass ...

✎ ...

5) Die Entscheidung zur Wiedergutmachung treffen

Angenommen, ich finde einen Weg der Wiedergutmachung des von mir verursachten Schadens oder Leides. Welche konkreten Auswirkungen hätte das auf mein Lebensgefühl und auf das der direkt und indirekt betroffenen LB?

✎ ...

6) Ressourcen aktivieren

Welche Personen, ob lebend oder verstorben, trauen es mir zu, dass ich mich aufrichtig um die Wiedergutmachung der Schuld bemühe?

✎ ...

7) Nach Möglichkeiten der Wiedergutmachung suchen

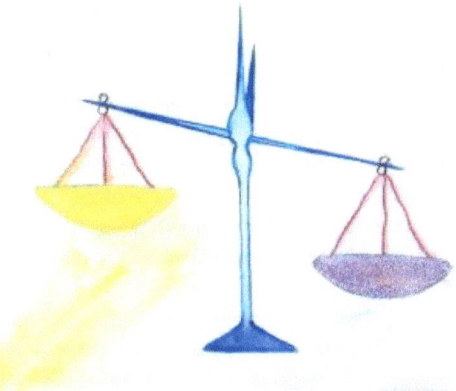

In der rechten, lila Schale der Balkenwaage liegt die (schwere) Schuld. Die noch leere linke, gelbe Schale vermag die rechte dann aufzuwiegen bzw. zu heben, so sie mit Wiedergutmachung des zugefügten Schadens befüllt wird. Auch die nicht erfüllte Hoffnung auf Vergebung kann zum Nährboden für neues geistiges Wachstum, für das Gute und Heile werden.

Es bieten sich vier Wege der Wiedergutmachung an:

a) Zugefügtes kann bestenfalls direkt und unmittelbar an dem Lebewesen, welches das Leid erfuhr, korrigiert werden, etwa durch das Bekunden von Reue und durch die Schadenswiedergutmachung.

b) Wenn die Person eine Kontaktaufnahme ablehnt oder bereits verstorben ist, kann die Handlung stellvertretend an einer anderen Person wiedergutgemacht werden.

c) Wenn auch das nicht möglich ist, kann durch die Übernahme einer sinnvollen Aufgabe die Schuld in Heil gewandelt werden.

d) Wenn keine der Möglichkeiten a, b oder c ergriffen werden kann, etwa aufgrund von schwerer Krankheit, können Sie den geistigen Freiraum durch wohlwollende Gedanken an ein LB füllen.

Ich sammle und notiere all jene Möglichkeiten, die ich ergreifen kann/soll, um eine Schuld wiedergutzumachen, oder, falls dies nicht (mehr) möglich ist, sie zu wandeln:

 ...

Ich notiere, womit ich die linke gelbe Waagschale füllen werde, um die begangene Schuld oder das zugefügte Leid aufzuwiegen.

 ...

Falls eine persönliche Kontaktaufnahme mit dem/den zu Schaden gekommenen LB nicht mehr möglich ist, schreibe ich auf, was diese noch von mir wissen sollten:

 ...

8) *Zu sich selbst eine barmherzige Haltung einnehmen*

Humanität und Wohlwollen gebühren allen Menschen, auch denen, die schuldig wurden. Woran würden meine nahen Bezugspersonen erkennen, dass ich mir selbst gegenüber wieder eine versöhnliche Haltung einnehmen kann?

 ...

9) Fachliche Unterstützung annehmen

Weil ich bestimmte Aspekte im Hinblick auf den Umgang mit Schuld nicht verstehen kann bzw. mich diese fortwährend belasten, suche ich das Gespräch mit einer in psychologischer Beratung und/oder in Psychotherapie bewanderten Person. In Bezug auf folgende Aspekte benötige ich Beratung, Reflexion oder sonstige Unterstützung:

✎ ...

Mit dieser Person würde ich gerne sprechen:

✎ ...

10) Den persönlichen Erkenntnisertrag erfassen

Ich fasse die gewonnenen Erkenntnisse dieser Selbsterfahrung zusammen:

✎ ...

Das **Ziel** der Intervention „Worte-Potpourri zu Schuld und Schuldgefühl" liegt in der eingehenden Auseinandersetzung mit Themen rund um Gewissen und Schuld. Spontane Assoziationen, Erfahrungen und der Sinnanruf an eine Person werden im Sokratischen Dialog schrittweise erschlossen. Dies kann beispielhaft das Loslassen von hinderlichen Glaubenssätzen, ein Schuldbekenntnis, eine Vergebungsbereitschaft oder die liebevolle Annahme seiner selbst sein.

Durchführung

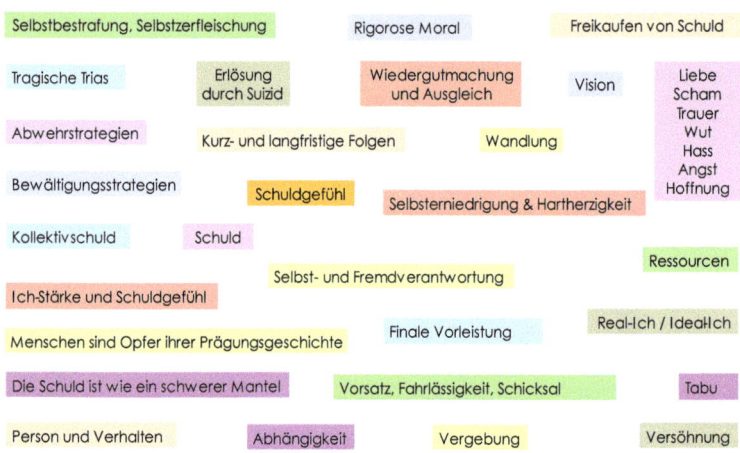

Im Rahmen eines Beratungs- oder Therapiegesprächs

Einzelne Begriffe werden auf verschiedenfarbige Karten geschrieben und zunächst mit der beschrifteten Seite unten aufgelegt. Die Klientin/der Klient deckt eine Karte nach der anderen auf und entscheidet, wie viele Karten sie/er/es umdrehen und besprechen möchte. Diese Intervention kann den Beratungs- bzw. Therapieprozess über mehrere Wochen hinweg begleiten. Zu viele Begriffe könnten eine Person emotional überfordern. Auch könnte ein zu rasches Aufdecken nur Oberflächlichkeit statt Tiefgang ermöglichen. Für bedeutsam erachte ich die zusammenfassende Verschriftlichung zentraler Ergebnisse des Dialogs zwischen Klient*in und psychologisch beratender Person. Impulse seitens der Beratenden sollen den Klient*innen keinesfalls vorenthalten werden.

Zwischen den Beratungsgesprächen

Optional können die Hilfesuchenden drei Karten ziehen und bis zum nächsten Gesprächstermin ihre Gedanken dazu im Beratungs- bzw. Therapieheft aufschreiben. Hierzu bedarf es deren Bereitschaft und Fähigkeit, sich von der Hektik des Alltags zu distanzieren, um innezuhalten. Die folgenden Reflexionsfragen können diese Übung zwischen den Beratungseinheiten begleiten:

Welche Assoziationen habe ich zu den Begriffen „X", „Y" und „Z" (der 1., 2. und 3. Begriff)?

✏ ...

Welche Bilder, Symbole und Metaphern kommen mir in den Sinn und wofür stehen sie?

✏ ...

Beim Nachsinnen über die einzelnen Begriffe und im Dialog mit meinem Gewissen erschließen sich mir folgende Gedanken, Ziele und Bewältigungsmöglichkeiten:

✏ ...

Ein Praxisbeispiel

Meine Klientin Wilma erlebte moralische Qualen und fortwährende Selbstzweifel. Weil die eheliche Beziehung konfliktbeladen war, entschied sie sich zur Auflösung der Ehe. Sie verzichtete auf den Großteil ihres Vermögens, um in dieser Weise *„einen Teil der moralischen Schuld durch Geldleistung zu tilgen"*, so Wilma. Dennoch erfuhr sie keine Entlastung, stattdessen eine ungeheure Belastung. Wilma: *„Selbstzerfleischung. Das ist das Wort, das auf mich zutrifft."*

Was meinte Wilma damit? Rastlosigkeit, Gedankenkreisen und Selbstzweifel bis spät in die Nacht. Der Begriff „Selbstzerfleischung" veranlasste sie zum Nachdenken darüber, welche Werte hinsichtlich einer Paarbeziehung sie im Zuge ihrer Sozialisation geprägt hatten. *„Sich nie scheiden zu lassen, war in meiner Herkunftsfamilie ein ungeschriebenes Gesetz"*, erzählte sie, *„Beziehungskrisen durften nicht nach außen dringen."* Wilma hatte nicht nur ein Gesetz gebrochen, sondern auch ein Familientabu.

Ein Modell zum heilsamen Umgang mit Schuldgefühlen

1) Die Typen von Schuldgefühlen erkennen

Folgend werden verschiedene Typen von Schuldgefühlen genannt, dazu jeweils einige Beispiele. Reflektieren Sie, mit welcher Art von Schuldgefühlen (SG) Sie konfrontiert waren bzw. sind. Halten Sie Ihre Erfahrungen, die Sie mit den einzelnen Typen gemacht haben, fest.

Berechtigte authentische SG infolge einer realen Schuld

Einem „authentischen", „realen" oder „berechtigten" Schuldgefühl liegt ein tatsächliches Fehlverhalten zugrunde. Man hat sich für das Falsche oder Böse entschieden, obwohl es die Möglichkeit gab, das Richtige und Gute zu tun. Beispiele: Denunzieren einer Person vor anderen, jemanden die Hilfe verweigern, lügen, im alkoholisierten Zustand ein Fahrzeug lenken usw.

Handelt es sich um ein berechtigtes authentisches SG?

JA ☐ NEIN ☐

Meine Erfahrungen und Gedanken:

✎ ...

Aus der Kindheit übernommene und sozial erlernte SG

Aus der Kindheit übernommene Schuldgefühle unterliegen oftmals einem sozialen Lernprozess. Beispiele: Gefühl von Minderwertigkeit und Selbstzweifel, weil ein familiäres, religiöses oder soziales Tabu gebrochen oder eine Erwartung nicht erfüllt wurde, einer Person widersprechen, eine Zustimmung verwehren, sexuelle Lust empfinden, mit einer/einem gleichgeschlechtlichen Partner*in zusammenleben usw.

Handelt es sich um ein übernommenes und sozial erlerntes SG?

JA ☐ NEIN ☐

Meine Erfahrungen und Gedanken:✎ ...

Induzierte SG unter Erwachsenen

Unter Erwachsenen hervorgerufene SG sind zum Beispiel Aussagen wie „Heute habe ich schon Schnee geschaufelt und du liegst immer noch im Bett", „Die Frau meines Kollegen beschwert sich auch nicht, wenn er nach der Arbeit noch einige Gläser Bier trinkt" oder „Komm doch mal vorbei, bevor ich dich gar nicht mehr kenne!"

Handelt es sich um ein induziertes SG unter Erwachsenen?

JA ☐ NEIN ☐

Meine Erfahrungen und Gedanken:

✒ ...

SG ohne reale Schuld und infolge eines Leids, das andere durch Sie erfahren haben

So vorausschauend und gewissenhaft Ihre Lebensführung auch ist, unglücklichen Fügungen können Sie dennoch nicht vorbeugen. Beispiele: An einem Verkehrsunfall beteiligt sein, ohne den Unfall verursacht zu haben, eine Person unabsichtlich beim Sport verletzen, einen streunenden Hund überfahren usw.

Handelt es sich um ein SG ohne reale Schuld?

JA ☐ NEIN ☐

Meine Erfahrungen und Gedanken:

✒ ...

SG im Zusammenhang mit dem Verlassen-Werden und/oder Verlassen einer Person

Trennungen lösen reflexartig Schuldgefühle aus. Die zentrale Frage, um die Ihre Gedanken kreisen, lautet: „Was habe ich falsch gemacht?", „Wie wird sie/er/es allein zurechtkommen?", „Ich bin ein Unmensch, weil ich gesagt habe: ‚Bitte such dir eine andere Bleibe'" usw.

Handelt es sich um ein SG im Zusammenhang mit dem Verlassen-Werden und/oder mit dem Verlassen einer Person?

JA ☐ NEIN ☐

Meine Erfahrungen und Gedanken:

✐ …

SG, weil ein Mensch oder ein Tier das Opfer einer Straftat wurde

Bei dieser Form von SG fühlen Sie sich (mit-)verantwortlich und (mit-)schuldig, wenn eine Person einem anderen Lebewesen Leid zufügt. Beispiele: Der Vater schlägt das Kind; die Mutter fühlt sich schuldig, weil sie ihn bestimmt erzürnt hat und das Kind nicht schützen konnte; ein Kind wird von einem Familienmitglied sexuell missbraucht und Sie fühlen persönliches Versagen; eine Person in der Nachbarschaft wird wegen Tierquälerei verurteilt und Sie denken, wären Sie aufmerksamer gewesen, wäre der Übergriff nicht passiert.

Handelt es sich um ein SG, weil ein Mensch oder ein Tier das Opfer einer Straftat durch jemand anderen wurde?

JA ☐ NEIN ☐

Meine Erfahrungen und Gedanken:

✐ …

SG nach dem Tod geliebter Menschen

Beispielsweise haben Sie SG, weil Sie die Erwartung einer Person, die verstorben ist, nicht erfüllen konnten: „Ich war meiner Mutter nicht der Sohn, den sie sich gewünscht hatte", „Ich war zu Lebzeiten zu stolz, um mich bei meinen Eltern zu entschuldigen", „Ich fühle mich schuldig, weil ich auf meinen verstorbenen Mann wütend bin", „Ich habe es versäumt, meinem Bruder zu sagen, wie sehr ich ihn liebe" usw.

Handelt es sich um ein SG nach dem Tod eines geliebten Menschen?

JA ☐ NEIN ☐

Meine Erfahrungen und Gedanken:

🖋 ...

SG nach Überleben, auch „Überlebensschuld" genannt

Beispiele: Sie dürfen weiterleben, jedoch starb z. B. Ihr Kind oder Enkelkind infolge einer schweren Krankheit, obwohl Sie „an der Reihe gewesen wären" oder Sie haben einer anderen Person einen Platz in jener Zahnradbahn überlassen, in der es kurze Zeit später zu einer Brandkatastrophe kam usw.

Handelt es sich um eine Überlebensschuld?

JA ☐ NEIN ☐

Meine Erfahrungen und Gedanken:

🖋 ...

Kollektives SG

Beispiele: Sie fühlen sich schuldig, weil Sie in einer Wohlstandsgesellschaft leben, andere hingegen Krieg, Verfolgung und Hunger erfahren müssen; weil Ihre Familie gegen Migrant*innen ist, fühlen Sie sich schuldig usw.

Handelt es sich um ein kollektives SG?

JA ☐ NEIN ☐

Meine Erfahrungen und Gedanken:

✎ ...

Andere Schuldgefühle

Welche anderen Schuldgefühle haben Sie bei sich wahrgenommen?

✎ ...

Meine Erfahrungen und Gedanken:

✎ ...

2) Das Ausmaß an Selbst- und Fremdverantwortung erkennen

IST-SITUATION:

Skizzieren Sie im linken Kreis, wie groß im Hinblick auf das aktuelle Schuldgefühl der Anteil an Selbst- und Fremdverantwortung ist. Reflektieren Sie: Wie sehr fühlen Sie sich für eine Situation verantwortlich bzw. schuldig und wie groß ist die Verantwortungsübernahme jener Person, der gegenüber Sie das SG empfinden?

SOLL-SITUATION:

Angenommen, Sie würden der anderen Person ihren Teil an Verantwortung überlassen, wie groß wäre dann Ihr Anteil an Verantwortung und wie groß wäre jener der anderen Person?

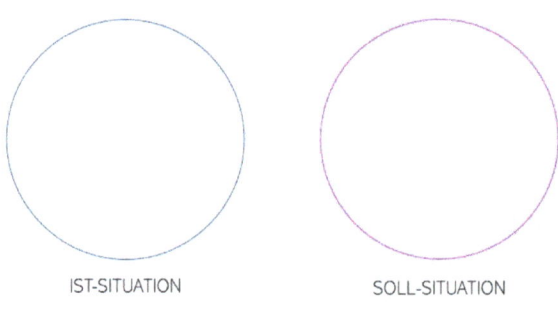

Beispiel ↓:

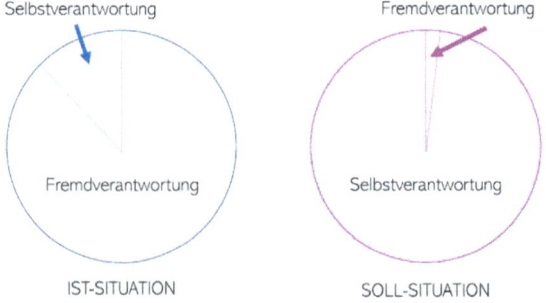

3) Sich der Folgen einer dauerhaften Übernahme von Fremdverantwortung oder Schicksalshaftigkeit bewusst werden

Angenommen, Sie beantworten bzw. ver-*antwort*-en fortan stellvertretend für eine andere Person deren Lebensfragen. Welche Folgen hätte
das für Sie und für diese Person?

✐ ...

Angenommen, Sie erheben den Anspruch, fortan auch schicksalhafte Geschehnisse, etwa Krankheit oder Tod, zu gestalten und zu ver-*antwort*-
en. Welche Folgen hätte das für Ihr Leben?

✐ ...

4) Sich eine Zukunft ohne Schuldgefühle vorstellen

Welche lebensfördernden Entwicklungen werden möglicherweise verhin-
dert, sollten Sie sich dazu entscheiden, sich ein Schuldgefühl wie einen
schweren Mantel umzuhängen?

✐ ...

Angenommen, Sie entscheiden sich dazu, eine Verantwortung, die nicht
die Ihre ist, loszulassen. Welche sinnvollen Entwicklungen werden möglicherweise bei Ihnen und bei anderen Personen dann in Gang gesetzt?
Welche Freiräume würden sich eröffnen?

✐ ...

5) Das Schuldgefühl vorübergehend in einen Tresor sperren

Sie haben sich intensiv mit den Wurzeln und der Dynamik des Schuldgefühls befasst und es ist Ihnen dennoch nicht möglich, sich davon zu lösen. Stellen Sie sich vor, Sie deponieren das Schuldgefühl vorübergehend in einen fiktiven Tresor. Welche Folgen hätte das für Ihr Leben?

 ...

Der Respekt vor den Geheimnissen eines Menschen ist auf jeden Fall zu wahren!

Insbesondere dann, wenn Themen mit Scham besetzt und unaussprechlich sind, benötigen Ratsuchende Hilfe und Begleitung im Rahmen der Psychologischen Beratung. Das Bedürfnis, über etwas nicht zu sprechen, ist grundsätzlich zu respektieren. Nicht alles muss detailgenau erzählt werden. Die Körpersprache gibt preis, wenn ein Thema zu emotional und/oder eine Person peinlich berührt ist. Beispielsweise weisen das Aufeinanderpressen der Lippen, ein ausweichender Blick oder das zögerliche Antworten mit leiser Stimme auf Schambesetztes hin. Klient*innen in Krisensituationen können sich nicht immer gut schützen, weil sie das Gefühl für die Selbsteinschätzung und somit für ihre Grenzen verlieren. Dann setzen sie sich beispielsweise einem Erzählzwang aus, der jedoch eine emotionale Überforderung auslösen kann. Vorübergehend entscheide dann ich, welche Themen in welcher Intensität bearbeitet werden. Eine sofortige Entlastung erleben Klient*innen beispielsweise dann, wenn ich ihnen sage, dass sie das Beschämende nicht verbalisieren müssen. Es gibt andere und nicht weniger wirksame Wege, um sich mit einem Thema auseinanderzusetzen. Sollten sie zu einem späteren Zeitpunkt den Wunsch verspüren, offen über ihre seelische Not zu sprechen, ist dies selbstverständlich immer noch möglich.

Die Haltung der Beratenden

Beratende dürfen darauf vertrauen, dass die Klient*innen das für sie Wesentliche mit nach Hause nehmen. Machen Sie sich als psychologisch beratende Person bewusst, dass es die Ratsuchenden sind, die vor einer neuen Lebensaufgabe stehen, auf die sie selbst ihre individuellen Antworten finden sollen. Hierfür haben sie im Laufe des Lebens bereits viele Ressourcen entwickelt, auf die sie im Moment möglicherweise nicht zugreifen können. Es gibt niemanden, der keine Ressource zur Problembewältigung in sich trägt.

Halten Sie sich taktvoll zurück, damit sich die Hilfesuchenden trotz der sensiblen Situation im Beratungssetting wohl- und sicher fühlen können. Taktgefühl bemerkt man nicht, solange es unauffällig gelebt wird. Jedoch fällt es sofort unangenehm auf, wenn es nicht in die zwischenmenschliche Begegnung einfließt.

Liegt Unaussprechliches vor, formulieren Beratende vor allem offenen Fragen, die Reflexions- und Nachdenkprozesse bei den ihnen anvertrauten Menschen auslösen. Es soll genügend Zeit zum Nachdenken, Nachfragen oder Schreiben gegeben werden. Vorab darauf hinzuweisen, dass Gesprächspausen elementarer Bestandteil von Reflexionsprozessen und dass genügend Zeit für ein Zur-Ruhe-Kommen wichtig sind, entlastet die Ratsuchenden und entschleunigt den Prozess. Manchmal kann eine meditative Musik den Gesprächsprozess beruhigend umrahmen.

Utensilien

Für diese Übung benötigen Sie Schreibzeug und Papier und eine verschließbare kleine Holztruhe oder Kassette.

Die Belastung aufschreiben, in einer Truhe deponieren und im Raum platzieren

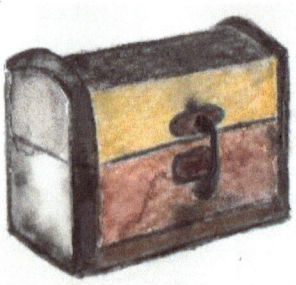

Die zu beratende Person soll für das, was sie belastet, einen Begriff wählen und diesen auf ein Blatt Papier schreiben. Danach soll sie das Blatt einige Male zusammenfalten und in einer kleinen verschließbaren Holztruhe deponieren. Anschließend wird die Truhe in einer für die Person stimmigen Entfernung zu ihrem Sitzplatz in der Praxis platziert.

Regeln zum Schutz vor emotionaler Überforderung vereinbaren

Der Person steht es frei, ob sie die Fragen, welche die Beraterin/der Berater an sie richtet, verbal, schriftlich oder nur in Gedanken beantworten möchte. Wenn sie eine Frage nicht beantworten oder ein Thema vorläufig noch ausklammern möchte, soll sie das mit der erhobenen Hand oder mit einem Kopfschütteln andeuten.

Anregungen für die Sokratische Dialogführung

Mithilfe der folgenden beispielhaften Formulierungen können Beratende mit ihren Klient*innen den Dialog über Themen, die mit Scham behaftet sind, führen:

◊ Bitte denken Sie darüber nach, ob Ihre Einstellung zum Problem überwiegend oder ausschließlich auf Gefühlen oder auf Fakten beruht.

◊ Wer beispielsweise einen Fehler aus Übermut begangen und anderen Lebewesen dadurch geschadet hat, weiß, was es heißt, ein Schuldgefühl zu haben. Welche Mehr-Einsichten und Erkenntnisse haben Sie durch diese Erfahrung gewonnen?

◊ Manche haben die Idee, alle Herausforderungen allein bewältigen zu müssen, ohne Unterstützung in Anspruch zu nehmen. Wer oder was könnte Ihnen bei der Problemlösung behilflich sein? Gibt es Menschen, egal lebend oder bereits verstorben, die wertvolle Ratgebende für Sie sind? Auf welche geistig-spirituellen Ressourcen können Sie zugreifen, Glaube oder Hoffnung?

◊ Gehen Sie mit Ihren Gedanken in die Vergangenheit. Sie haben schon viele Hürden überwunden. Denken Sie nun an eine oder auch an eine zweite Problemlage, die Sie zufriedenstellend bewältigen konnten. Wie haben Sie das geschafft? Überlegen Sie, welche Bewältigungsstrategien Sie aktuell wiederholen könnten bzw. was noch hilfreich wäre.

◊ Denken Sie nun an eine Ihnen nahestehende Person. Diese kann bereits verstorben sein. Angenommen, diese Person wüsste über Ihre Situation Bescheid, welche Botschaft hätte dieser Mensch an Sie?

◊ Überprüfen Sie das, was (möglicherweise) über Sie gesagt wird, zunächst auf den Wahrheitsgehalt, dann auf das Positive und zuletzt auf das Notwendige. Zu welchen Ergebnissen kommen Sie?

◊ Zeichnen Sie eine horizontal verlaufende Linie.

Realistische   Übertreibung
Einschätzung
Untertreibung

◊ Denken Sie darüber nach, ob Sie eher zur Untertreibung (linker Pol), zur realistischen Einschätzung (im mittleren Bereich der Linie) oder zur Übertreibung (rechts außen) neigen. Umranden Sie das zutreffende Wort mit einem Stift. Lenken Sie dann Ihre Aufmerksamkeit auf die aktuelle schambesetzte Situation. Markieren Sie auf der Linie, ob

Sie in Bezug auf diese Situation untertreiben, sie realistisch einschätzen oder übertreiben.

◊ Gehen Sie in Gedanken zu dem Zeitpunkt, an dem Sie erstmals mit dem Unaussprechlichen in Berührung gekommen sind. Wie lange leben Sie bereits mit dem Problem und wie haben Sie es bis zum heutigen Tag geschafft, damit zu leben?

◊ Wenn Sie über das Problem nachdenken, kreisen Ihre Gedanken dann um das Wahrscheinlichste, was eintreten könnte, oder um das Schlimmste? Notieren Sie anschließend, was das Wahrscheinlichste und was das Schlimmste wäre.

◊ Erlauben Sie sich ein Gedankenexperiment. Angenommen, es gibt nur eine einzige Lösung auf Basis von „entweder/oder". Wie würde diese aussehen? Denken Sie auch darüber nach, wie eine Sowohl-als-auch-Lösung des Problems aussehen könnte.

◊ Angenommen, Familie, Freunde oder die Öffentlichkeit erfahren von dem, was Sie aktuell so sehr belastet. Wie würden diese Menschen darauf reagieren? Notieren Sie Ihre Einschätzung.

Ritual: Ein Schuldgefühl ohne reale Schuld loslassen

Bevor Sie das Ritual durchführen, sollten Sie herausfinden, welchen Typus von Schuldgefühl Sie spüren, siehe Kapitel „Ein Modell zum heilsamen Umgang mit Schuldgefühlen", Seite 163–170. Wenn dem Schuldgefühl eine reale Schuld zugrunde liegt, nehmen Sie sich bitte zuerst die Zeit, das „Modell zum heilsamen Umgang mit Schuld" zu durchdenken, siehe Seite 154–159.

Ziel

Das Ritual intendiert die Freiwerdung von einem belastenden Schuldgefühl. Jene Bereiche, die in die Verantwortungssphäre eines Mitmenschen fallen, sollen an diese Person zurückgegeben oder losgelassen werden. Das Vertrauen in eine selbstverantwortete Lebensführung soll gestärkt werden.

Utensilien

Suchen Sie in der Natur einen Stein, dessen Größe und Form der Intensität und dem Charakter des Schuldgefühls entspricht. Wählen Sie einen Ort aus, an dem Sie ungestört sind und an dem Sie das Ritual durchführen wollen. Beispielsweise könnte der Stein in ein stehendes oder fließendes Gewässer geworfen oder nahe einem Kraftwerk abgelegt werden. Bestimmen Sie für das Ritual einen passenden Zeitpunkt und planen Sie dafür genügend Zeit ein.

Der generelle Symbolgehalt des Steines

Der Stein versinnbildlicht das Schuldgefühl. Jesu sprach zu Martha und den Trauernden die Worte: *„Nehmt den Stein weg!"* (Joh. 11, 39–40 in BibleServer, 2016, o. S.). Die Menschen hatten sich vor der Höhle versammelt, in der der für tot gehaltene Bruder von Martha namens Lazerus lag. Jesus ermutigte die Trauernden dazu, den Stein vor dem Höhlengrab zur Seite zu wälzen. Er nahm ihnen diese Aufgabe nicht ab, sondern mutete sie ihnen zu. Schließlich fassten sie Mut, wälzten den Stein zur Seite. Martha und den anderen Anwesenden offenbarten sich heilbringende Einsichten: Lazerus, noch in Leichentücher gewickelt, trat aus der Höhle hervor.

Den Ritualanlass und die Ziele laut aussprechen

Sprechen Sie laut aus, weshalb Sie das Ritual durchführen und mit welchem Ziel. Ein Beispiel aus der Praxis: Die 46-jährige Serafina formulierte folgenden Anlass und das folgende Ziel:

Anlass:

> Ich fühle mich seit Kindheitstagen schuldig, weil ich meiner Mutter nicht helfen konnte. Ihr sensibles Wesen wurde von meinem Vater nicht wahr- und ernst genommen. Ich fühle mich schuldig, weil ich sie nicht vor seinen Wutausbrüchen retten konnte. Das Gefühl des Schuldig-Seins hat mein bisheriges Leben erheblich belastet, ebenso das meiner Mutter. Sie war deswegen oft traurig.

Ziele:

> Mit dem Stein werde ich das Schuldgefühl und das Gefühl von Minderwertigkeit in den Fluss werfen. Nachdem ich den Stein losgelassen habe, kann ich ihn nicht mehr zurückholen. Meine neu gewonnene Freiheit werde ich für Freudvolles nutzen. An einigen Aktivitäten werde ich meine Mutter teilhaben lassen.

Der passende Zeitpunkt und Ort

Wählen Sie für das Ritual einen passenden Zeitpunkt und Ort. Serafina wählte einen schweren kantigen Granitstein. Mit einem Plakatstift schrieb sie all jene Begriffe auf den Stein, die im Zusammenhang mit den unangenehmen Folgen des Schuldgefühls standen und die sie viel zu lange mit sich getragen hatte. Das Ritual führte sie am ersten Tag des neuen Jahres bei Sonnenaufgang durch.

Das Ritual wird unter Zeugenschaft durchgeführt

Serafina war bereit, der Wirklichkeit, die nicht mehr war, und jener, die sich künftig entfalten sollte, in ihrem Leben Einlass zu gewähren. Die Zeugenschaft übernahm eine Freundin, die imaginär am Ritual teilnahm. Serafina warf ihren Stein von einer stillgelegten Eisenbahnbrücke in einen Fluss. Ehe sie den Stein losließ, vergegenwärtigte sie sich durch lautes Sprechen nochmals die Symbolik des Steines, den Anlass und die Intention der rituellen Handlung.

In Ruhe in der neu gewonnenen Identität ankommen

Eine bedeutende symbolische Handlung wie diese braucht Zeit, um im Hier und Jetzt wirksam zu werden. Serafina verbrachte einige Urlaubstage in den Bergen, um in ihrer neuen Identität in Ruhe anzukommen.

Hinweis: So Sie Interesse an Ritualen haben, erlaube ich mir, auf mein Buch „Rituale in Alten- und Pflegeheimen. Gestaltung von Trauer- und Abschiedskultur" (2020) hinzuweisen.

Diskussionswürdige Fragen zum Thema „Gewissen"

Die folgenden Fragen laden zum Nachdenken, zur Diskussion, vielleicht auch zum Lesen von Fachliteratur ein. Sie können in der psychologischen Beratung von Einzelpersonen und Gruppen, ebenso im Kontext von Supervision zum Einsatz kommen.

Das Gewissen

◊ Gibt es überhaupt gewissenlose Menschen, und wenn ja, werden sie schon amoralisch geboren?

◊ Viele Kinder wachsen in einem Umfeld auf, das von Gewalt und Angst geprägt ist. Ist es möglich, dass ein Mensch vor dem Hintergrund einer solchen Prägungsgeschichte dennoch Empathie entwickeln und ein wertorientiertes Leben führen kann?

◊ Was sagen Sie einem Menschen, der davon überzeugt ist, dass er seine Kinder bei schlechten Schulnoten hart bestrafen muss, weil sein Vater das auch getan hat?

◊ Halten Sie es für möglich, dass es Menschen gibt, die die Stimme ihres Gewissens noch nie gehört und zu ihr noch keinen Zugang gefunden haben? Falls ja, wie erklären Sie sich das?

◊ Wie können Kinder beim Prozess der Gewissensbesinnung durch Erwachsene begleitet werden?

Der Einfluss familiärer Prägung und Sozialisation auf die Gewissensbildung

◊ Wie ist erklärbar, dass Menschen die Fähigkeit haben, ihr Leben trotz trister Kindheitserfahrungen sinnstiftend auszurichten, andere hingegen das Erlebte, z. B. emotionale Kühle und/oder Gewalt, an ihre Kinder weitergeben?

◊ Welche Umstände führen dazu, dass sich die einen für eine verantwortungsvolle Lebensführung entscheiden, andere hingegen sich erdreisten, das Leben ihrer Mitmenschen durch Fahrlässigkeit, Ereignislust und (Mords-)Spaß am Nervenkitzel aufs Spiel zu setzen?

◊ Unter welchen Voraussetzungen ist es möglich, dass die Bildung einer kohärenten Identität erschwert oder gar verunmöglicht wird?

◊ Auf Basis welcher Voraussetzungen ist es möglich, dass Personen an schicksalhaften Widerfahrnissen wachsen, während andere in eine existenzielle (Sinn-)Krise geraten?

◊ Inwiefern und unter welchen Umständen ist es möglich, dass ein von Vertrauen durchdrungenes Lebensgefühl derartig erschüttert wird, dass eine Person infolgedessen das Vertrauen in ihre innere Leitinstanz verliert, ebenso den Glauben daran, dass das Leben gestaltbar und sinnvoll ist, dass es schön und freudvoll ist?

Schuld und Schuldgefühl

◊ Anhand welcher Kriterien ist es bei unmoralischem bzw. delinquentem Verhalten möglich, zu unterscheiden, ob es sich um eine fehlende Willensbildung, um falsche Entscheidungen oder um ein krankhaftes und behandlungsbedürftiges Geschehen handelt?

◊ Weshalb bildet die Erfahrung des Schuldig-Werdens bei den einen den Anstoß für einen tiefgreifenden Reflexions- und Entwicklungsprozess, während andere psychogene Abwehrmechanismen aktivieren?

◊ Welche Schutzfunktion haben Schuldgefühle möglicherweise?

◊ Unter welchen Bedingungen ist es möglich, sich von einem jahrzehntealten Schuldgefühl zu befreien?

◊ Welche (logo-)therapeutischen Haltungen und Interventionen dienen der Gewaltprävention?

◊ Welche (logo-)therapeutischen Interventionen fördern die Einsicht in schuldhaftes Verhalten?

In meiner Praxis und im Blickfeld meiner Klient*innen ist die weise Eule Dorothea zu sehen. Aufmerksam verfolgt sie die Gespräche. Vor allem hört sie, was zwischen den Zeilen gesagt wird. Sie hört sogar das, was nicht thematisiert wird, weil ein seelischer Schmerz oder Angst darüber liegen.

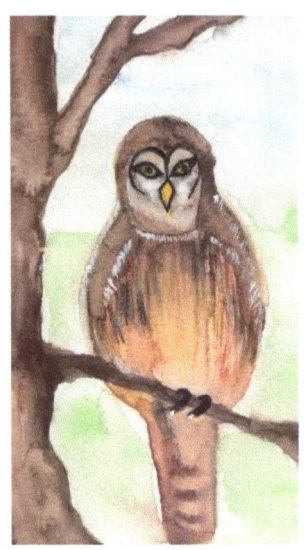

Am Ende eines Beratungs- oder Therapiegespräches bitte ich meine Klient*innen, mit Dorothea für einige Minuten in Kontakt zu treten, ihr in die Augen zu blicken und ihren weisen Botschaften zu lauschen: *„Was möchte Ihnen Dorothea in Bezug auf Ihre aktuelle* (oder künftige) *Lebenssituation mitgeben?"* Auch ich erfahre Bereicherung durch die Weisheit meiner Eule. Während Dorothea „zu Wort kommt", erklingt leise Instrumentalmusik.

Bei dieser Intervention wird die innere Weisheit der Klient*innen in der Gestalt einer Eule nach außen verlagert. Der Zugang zur Stimme des Gewissens und zu den geistigen Ressourcen wird dadurch eröffnet. Ich staune immer wieder, wie klug und besonnen Dorothea ist, wie sehr sie sich in andere einfühlen und deren Potenziale entfalten kann. Zudem ist sie eine Meisterin des vorausschauenden Denkens und Planens. Ich bin von ihrem unerschöpflich großen Repertoire an Weisheit und kreativer Gestaltungskraft immer wieder tief beeindruckt.

Ziel

Diese Selbsterfahrung ist für jene gedacht, die eine entwicklungsfördernde Einstellung zu Themen rund um Gewissen und Schuld finden wollen. Durch das Verfremden der eigenen Person und des eigenen Erlebens wird eine emotionale Distanz geschaffen. Folgend ist es möglich, von außen auf eine Lebenssituation zu blicken und die Gestaltungsmöglichkeiten zu weiten.

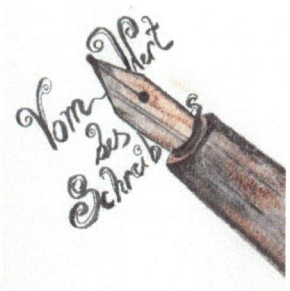

Durchführung

Im *ersten Schritt* wird ein bestimmtes Ereignis als Tagebucheintrag in der Ich-Form aufgeschrieben.

Im *zweiten Schritt* wird das Erlebte in eine Kurzgeschichte eingebettet. Um einen Verfremdungseffekt zu erzielen, werden die Personen in Kunstfiguren verwandelt, die wesentlichen Charakterzüge der Haupt- und Nebenfiguren werden beschrieben, ebenso ihre Beziehungen zueinander. Danach wird eine Szene entwickelt. Diese sollte ein „Wann?", „Wo?", „Wer?" und ein „Was ist geschehen?" beinhalten. Mindestens ein Konflikt bzw. ein inhaltlicher Wendepunkt sollte vorkommen. Die Autorin/der Autor entscheidet, ob und wie ein Konflikt gelöst wird. Folgend werden die beiden Schritte, der Tagebucheintrag und die Kurzgeschichte, am Beispiel von Laura erklärt.

Erster Schritt: Der Tagebucheintrag

> Heute traf ich mich erstmals mit meinem geschiedenen Mann in einem Kaffeehaus, in dem wir früher öfter ein Frühstück eingenommen haben. Wir trennten uns 2013 nach 25-jähriger Ehe. Vor dem Treffen war ich nervös, nicht wissend, wie er mir begegnen wird. Die Angst, dass er mir mit traurigem und vorwurfsvollem Blick gegenübersitzen wird, begleitete mich schon die Wochen zuvor. Vor allem in der Weihnachtszeit belastete mich alljährlich das Gefühl, dass ich ihn unendlich enttäuscht habe. Wilhelms Eltern sind früh gestorben. Er hat keine Angehörigen mehr. Aus heutiger Sicht war ich für ihn vor allem ein Mutterersatz. Ich sorge mich um ihn, als wäre er mein unterstützungsbedürftiger Sohn, der zu Silvester tausend Versprechen gab und kein einziges hielt. Wilhelm war stets das Opfer der Lebensumstände.

Zweiter Schritt: Die Kurzgeschichte

Laura ließ sich 2013 von Wilhelm scheiden. Der tägliche Alkoholkonsum, die Vernachlässigung der Körperhygiene, ebenso die gestiegene Aggressivität waren hauptsächliche Gründe für das Zerwürfnis zwischen den Eheleuten. Während Laura in zweiter Ehe glücklich verheiratet ist, sehnt sich Wilhelm nach einer Partnerin. Sieben Jahre hatte es gedauert, bis Wilhelm einem Treffen mit Laura in einem Kaffeehaus zustimmte. Wilhelm war kurzatmig und übergewichtig. Sein Gesicht wirkte aufgedunsen.

Bettina, die immer noch als Kellnerin im Café tätig war, grüßte in der gewohnten Weise: *„Hallo, lange nicht gesehen! Was tut sich bei euch beiden?"*

Wilhelm: *„Ich treffe mich heute erstmals nach sieben Jahren mit meiner geschiedenen Frau."*

Bettina: *„Ihr seid geschieden? Warum denn das?"*

Wilhelm: *„Wie es halt vielen so geht: Wenn ein junger und attraktiverer Mann daherkommt, ist die Frau weg und man steht plötzlich auf dem Abstellgleis."*

Bettina klopfte ihm mitfühlend auf die Schulter: *„Willkommen im Club der Verlassenen über 50."*

Wilhelm genoss die Unterhaltung mit der Kellnerin. Laura äußerte sich nicht dazu, sondern überreichte ihm ein Geschenk: *„Dieses verdorrt aussehende Gewächs ist eine Rose von Jericho. Sie ist ein Symbol der Hoffnung. Legst du sie in eine Wasserschale, öffnet sie sich und die Äste wandeln sich in ein warmes Olivgrün. In Momenten, in denen es dir nicht gut geht, zeigt dir die Rose den Weg. Ich wünsche dir, dass du dich für die Freude in deinem Leben öffnen kannst. Nun soll sie deine Rose sein."*

Danach bestellte Laura einen zweiten Cappuccino, dazu eine Erdbeerschnitte. Sie fühlte sich frei, genoss die Kaffeehausatmosphäre und das Gespräch mit Wilhelm, der die Rose bald weggepackt hatte, um sich wieder der Klage über sein Leben hinzugeben.

Auszug aus einem unveröffentlichten Gedicht

Nicht nur das Verfassen von Geschichten oder Märchen wirkt heilsam, auch Gedichte eignen sich zur Entfaltung der inneren Weisheit. Die Schriftstellerin Friederike Reiter verfasste zum Thema „Gewissen und Schuld" ein Gedicht mit dem Titel „WEGE nach NACHHAUSE", das sie mir im November 2020 persönlich übermittelte. Es freut mich, dass sie mir die Erlaubnis zur Veröffentlichung eines Auszuges daraus gab.

WEGE nach NACHHAUSE

[…] Einst vielbefahrene Straße, jetzt leer gefegter Weg führt kurvig
und steil nach Hause.
Wird es ein neuer Ort sein? Wird es verloren sein?
Wird es Zuhause sein?
Nimm die Kurve als das, was sie ist: Wendung im Geschehen.
Ich habe im weiten Himmel die Sterne gesehen,
darin unsere Welt geschah.
Gehe und trage deinen Schatten mit dir,
schaue die Bäume, die alt und krumm, nicht gebrochen sind.
Schaue knorrige Bäume, an denen fruchtige Äpfel reifen.
Die Sonne geht einen weiten Weg,
bis die Bäume wieder Früchte tragen.
Leises Zirpen durchdringt die Stille.
Stille schweigt und duldet. Die Kraft liegt ihr zu Füßen.
Im Gehen vergeht die Zeit. Manch' Baum will einsam stehen.
Der Weg wird eng, führt holprig hinab. Der Himmel zieht zu. […]

Einen Brief verfassen

Ziel und Vorgehensweise

Was auf dem Herzen liegt, was bislang noch nicht zugelassen, zu Ende gedacht oder in Worte gefasst wurde, kann Eingang in einen Brief finden. Die/der Schreibende entscheidet, an wen sich der Brief richtet, ob, wo und wann er aufbewahrt, überreicht oder verbrannt werden soll. Wer beruflich den Schriftverkehr am Computer gewohnt ist, sollte den Brief per Hand verfassen, um frei von jeglichen beruflich assoziierten Effizienzansprüchen zu sein. Sorgen Sie für Ungestörtheit. Die äußere Ordnung, etwa am Schreibtisch, fördert die innere. Das Licht einer Kerze wirkt zentrierend. Schon nach wenigen Minuten entfaltet sich die klärende und wohltuende Wirkung des Schreibens per Hand.

Adressat*innen des Briefes, Hilfen für den Anfang und Inhalte

An wen soll sich der Brief richten?

Der Brief könnte an Gott, an eine Person oder an ein anderes Lebewesen adressiert sein, ob lebend oder bereits verstorben. Auch ein Wert könnte der Adressat sein, z. B. „an das Gewissen", „an die Besonnenheit" oder „an die Herzensgüte".

Wie komme ich in den Schreibfluss? Mit welchem Thema soll ich beginnen? Welche Inhalte soll der Brief aufweisen?

Nachstehend finden Sie einige Anregungen, die den Schreibbeginn erleichtern sollen und Inhalte auf den folgenden Briefseiten sein könnten. „X" steht für eine Person, Personengruppe oder für ein anderes Lebewesen:

◊ *Ich erlebe …*

◊ *Ich erleide …*

◊ *Ich fühle …*

◊ *Es tut mir leid, dass …*

◊ *Ich bereue, dass …*

◊ *Ich verantworte …*

◊ *Ich verantworte nicht, dass …*

◊ *Ich vergebe X, dass …*

◊ *Ich bitte X darum, …*

◊ *Ich hoffe …, dass …*

◊ *Ich wage …*

◊ *Ich bin zuversichtlich, dass …*

◊ *Ich vertraue darauf, dass …*

◊ *Ich achte und ehre …*

◊ *Ich bin dankbar für …*

◊ *Die/der bin ich dank dieser Erfahrung geworden …*

◊ *Ich wähle und entscheide …*

◊ *Ich wandle …*

◊ *Das sollte X noch von mir wissen …*

◊ *Ich lasse los …*

Auch einzelne Wörter, erschlossen aus dem Kontext des zuvor Besprochenen, können hilfreich sein, um den Schreibprozess in Gang zu setzen. Hierzu einige Beispiele:

◊ Bedürfnis
◊ Chance
◊ Damoklesschwert
◊ Entscheidung
◊ Freiraum
◊ Friede
◊ Gewissen
◊ Glaube
◊ Heilwerdung
◊ Irrweg
◊ Last – Bürde
◊ Prägung – Abhängigkeit

◊ Respekt – Selbstachtung
◊ Reue
◊ Schuld – Schuldgefühl
◊ Sehnsucht – Ziel – Hoffnung
◊ Talgang und Höhenweg
◊ Verantwortung
◊ Verbitterung
◊ Vergebung
◊ Vorbild
◊ Wahrheit
◊ Wandlung
◊ Würde

Auch Redewendungen können wertvolle Schreibprozesse auslösen. Hierzu einige Vorschläge:

◊ Adler haben große Flügel, aber auch scharfe Klauen.
◊ Alles über einen Kamm scheren.
◊ Am Scheideweg stehen.
◊ Auf alten Schiffen lernt man segeln.
◊ Aus Fehlern wird man klug.
◊ Böses Gewissen, böser Gast, weder Ruhe noch Rast.
◊ Der Klügere gibt nach.
◊ Die Hände in Unschuld waschen.
◊ Ein gutes Gewissen ist ein sanftes Ruhekissen.
◊ Einen Schlussstrich ziehen.
◊ Gleich und gleich gesellt sich gern.
◊ Hinterher ist man immer klüger.
◊ Man entgeht wohl der Strafe, aber nicht dem Gewissen.
◊ Man soll den Tag nicht vor dem Abend loben.
◊ Mit Geduld und Spucke fängt man eine Mucke.

◊ Sag eine Lüge, so hörst du die Wahrheit.

◊ Treue kann man nie genug vergelten, Untreue nie genug bestrafen.

◊ Wäre Lügen so schwer, wie Steinetragen, würde mancher lieber die Wahrheit sagen.

◊ Wer anderen eine Grube gräbt, fällt selbst hinein.

◊ Wer keinen Fehler hat, muss im Grabe liegen.

◊ Wer sich entschuldigt, klagt sich an.

◊ Wo Liebe fehlt, erblickt man Fehler.

◊ Wo Scham ist, ist auch Tugend.

Intention

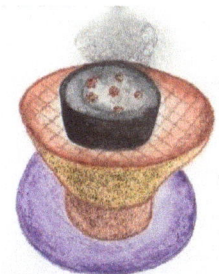

Das Weihrauch-Ritual hilft, den eigenen Seelenregungen nachzuspüren, um die Stimme der Intuition, des Gewissens, zu vernehmen. Es entschleunigt, rückt das Wesentliche und Bedeutsame in den Vordergrund und unterstützt darüber hinaus eine werttreue und authentische Lebensführung.

Durch das Ritual soll psychischer und noetischer Schmerz aufgelöst und in Heilsames gewandelt werden. Weihrauchharz kann als Zeichen des Dankes, für Reue, Versöhnung oder Umkehr stehen. Nachdem das harte Granulat auf die glühende Kohle gelegt wurde, verändert es seine Daseinsform. Es verflüssigt sich und steigt schließlich als Duft empor, analog dem inneren Wandlungsprozess, den die Ritualteilnehmenden währenddessen durchleben. Der zum Himmel emporströmende Duft von Weihrauch gilt seit jeher als die Verbindung zum Göttlichen. Der sichtbare Wandel des Weihrauchharzes versinnbildlicht die innere Wandlung bzw. „zeigt" der Person diese Möglichkeit auf. Wenn das Ritual beendet ist, muss die Kohle vollständig ausgekühlt sein, ehe sie mitsamt dem übrigen Harz der Natur, der Erde oder dem Wasser übergeben wird.

Symbolgehalt

Weihrauch symbolisiert die noch nicht geweinte oder hart gewordene Träne des Weihrauchbaumes. Weihrauch ist ein Harz mit einer jahrtausendealten Tradition.

Das kostbare grobkörnige gelbliche, bräunliche oder rötliche Weihrauchharz wird aus dem strauchartigen Weihrauchbaum gewonnen. Wird die Baumrinde beschädigt, sondert der Baum tropfenweise ein Harz ab, weshalb auch von der „Träne des Weihrauchbaumes" gesprochen wird. Die trockenen Harzkörner sind fast geruchlos. Erst beim Verglühen entsteht ein intensiver aromatischer Duft. Weihrauch verlangsamt und vertieft die Atmung und wirkt emotional beruhigend.

Die honiggelben Harzkörner des „Boswellia sacra" haben einen Durchmesser von 2–5 mm. Der Baum gehört zur Familie der Balsambaumgewächse. Die deutsche Bezeichnung dieser Weihrauchart lautet „Arabischer Weihrauch". „Boswellia papyrifera" und „Boswellia carteri" sind weitverbreitete Weihrauch-sorten aus Äthiopien, Eritrea und dem Sudan, die vorzugsweise in der christlichen Liturgie Einzug nahmen.

Utensilien

◊   Eine feuerfeste Räucherschale mit einem Untersetzer
◊   Eine Holzkohletablette, auch „Räucherkohle" genannt
◊   Eine Kerze zum Anglühen der Holzkohletablette
◊   Gekörntes Weihrauchharz

Besinnungstext

Lesen Sie diesen Text oder vergegenwärtigen Sie sich den Inhalt dieser Zeilen:

Alles, was mich bewegt, lege ich in Form von Weihrauch auf die glühende Kohle. Das Harz wird seine Daseinsform verändern: Es wird flüssig und schließlich als heilsamer Duft zum Himmel emporsteigen. Ähnlich erfahre ich Heilung, indem ich das, was mich bewegt, wahr- und ernst nehme, um es schließlich vertrauensvoll der Schöpfung zu übergeben.

(M)ein monatliches Ritual der Selbstfürsorge

Ich nehme mir für dieses Ritual ein- oder zweimal monatlich an einem Abend Zeit. Neben der roten Glut erhellt nur die Flamme einer Kerze den Raum, was mir hilft, ruhig zu werden, um mich zu zentrieren. Für all das, was mich traurig, nachdenklich oder ärgerlich stimmt, wenn ich gekränkt wurde oder ich die Bedürfnisse anderer missachtet habe, lege ich ein Weihrauchkörnchen auf die glühende Kohle. Die Entscheidung, mich bei jemandem zu entschuldigen oder die Wertepräferenzen neu zu ordnen, treffe ich in einer solchen Stunde.

Die Rose von Jericho

Am Ende der Wachstumsphase rollt sich diese wundersame Pflanze ein, um ihre wertvollen Samen zu schützen. Vor uns liegt dann ein scheinbar lebloses Gewächs. Legt man sie jedoch in eine Schale und gießt Wasser hinein, gibt sie einen Teil ihrer Samen frei und die trockenen Ästchen breiten sich aus. Diese nehmen innerhalb eines Tages ein dunkles warmes Olivgrün an. Je wärmer das Wasser, desto schneller öffnet sich die Wüsten- oder Marienrose, wie sie noch genannt wird. Zwischen zwei Wässerungen sollten mindestens zwei Wochen vergehen, damit sie nicht zu schimmeln beginnt. In Momenten, in denen es schwerfällt, die Hoffnung aufrechtzuerhalten, zeigt Ihnen die Rose den Weg. Indem sie nicht müde wird, in sich immer wieder eine Wandlung zu vollziehen. Stellen Sie die Rose in Ihr Blickfeld, damit Sie den Prozess der Entfaltung beobachten können. Begleitend kann Wesentliches schreibend erschlossen werden.

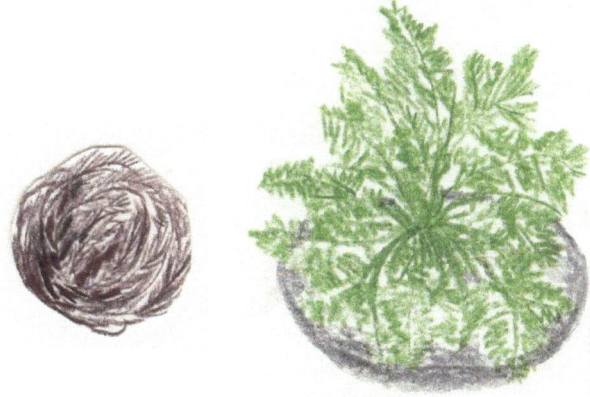

Die Legende von der Muschel

Weil keine Person dem Schuldig-Werden und dem Gefühl des Schuldig-Seins entrinnen kann, liegt eine zentrale Aufgabe des Lebens darin, den Auftragscharakter von Schuld und Schuldgefühl wahrzunehmen und diesem bestmöglich gerecht zu werden. Die Legende von der Muschel offenbart die Möglichkeit, eine schwere Aufgabe, die das Leben an eine Person stellt, in eine Gabe zu verwandeln:

Es war einmal eine Muschel, die am Meeresgrund wohnte und sich wohlfühlte bis zu dem Tag, an dem ein scharfes Sandkorn in ihre Weichteile geriet und sie wund rieb. Das Tier bemühte sich vergeblich, den Fremdkörper abzustoßen. Der Schmerz saß fest. Was tat die Muschel in ihrer unabänderlichen Lage? Sie ‚weinte', jedoch mobilisierte sie auch Kräfte. Sie hüllte das Sandkorn in den Saft ihrer Tränen ein und verwandelte es in eine Perle! Die Muschel wandelte eine schwere Aufgabe, die das Leben ihr stellte, letztendlich in eine Gabe! (Quelle unbekannt).

Einen Fehltritt im Lichte des Gelungenen sehen

Aus Respekt vor dem ehrlichen Bemühen eines Mitmenschen und im Lichte einer gelingenden Beziehung ist es nicht nur möglich, sondern zugleich eine Freude, auf Maßregelungen im Falle kleiner Missgeschicke zu verzichten. Dabei fühlt sich nicht nur die andere Person geehrt und in ihren guten Absichten verstanden, dieses Verhalten verweist ebenso auf die Größe, zu der Menschen sich emporschwingen können. Die folgende Parabel handelt davon:

Ein Herr hatte einen Diener, der ihm sehr ergeben war. Eines Tages gab er dem Diener eine Melone, die reif und köstlich ausschaute, nachdem sie aufgeschnitten war. Der Diener aß ein Stück, dann noch eines und noch eines mit großem Genuss, bis fast die ganze Melone aufgegessen war. Der Herr wunderte sich sehr darüber, dass ein Diener ihm nichts anbot. So nahm er das letzte Stück, probierte es und fand die Melone übermäßig bitter und ungenießbar. „Warum ist sie bitter? Fandest du es nicht so?", fragte er den Diener. „Ja, mein Herr", antwortete dieser, „sie war bitter und unangenehm, aber ich habe so viel Süßes von deinen Händen gekostet, dass eine bittere Melone nicht erwähnenswert war (Peseschkian, 2002, S. 80).

Ich gehe die Straße entlang ...

1. *Szene*

Ich gehe die Straße entlang.
Da ist ein tiefes Loch im Gehsteig.
Ich falle hinein.
Ich bin verloren.
Ich bin ohne Hoffnung.
Es ist nicht meine Schuld.
Es dauert endlos, wieder herauszukommen.

2. *Szene*

Ich gehe dieselbe Straße entlang.
Da ist ein tiefes Loch im Gehsteig.
Ich tue so, als sehe ich es nicht.
Ich falle wieder hinein.
Ich kann nicht glauben, schon wieder am selben Ort zu sein.
Aber es ist nicht meine Schuld.
Immer noch dauert es lange, herauszukommen.

3. *Szene*

Ich gehe dieselbe Straße entlang.
Da ist ein tiefes Loch im Gehsteig.
Ich sehe es.
Ich falle immer noch hinein, … aus Gewohnheit.
Meine Augen sind offen.
Ich weiß, wo ich bin.
Es ist meine eigene Schuld.
Ich komme sofort heraus.

4. *Szene*

Ich gehe dieselbe Straße entlang.
Da ist ein tiefes Loch im Gehsteig.
Ich gehe darum herum.

5. *Szene*

Ich gehe eine andere Straße (Peseschkian, 2002, S. 9).

„I forgive you, Me", „Ich vergebe dir, und mir" – ein Lied zur (Selbst-)Vergebung von Karen Taylor-Good

Die 1989 geborene US-amerikanische Liedermacherin und Sängerin Karen Taylor-Good schrieb ein Lied mit dem Titel „I Forgive You, Me". Sie bringt darin zum Ausdruck, dass es nicht einfach ist, sich selbst in einer versöhnlichen und liebevollen Haltung zu begegnen. Dieses Lied unterstützt Menschen beispielsweise darin, einen Konflikt zu bereinigen, ein *„Es tut mir leid"*, *„Ich vergebe dir"* oder *„Ich vergebe mir"* auszusprechen. Zum englischen Liedtext händige ich gerne die deutsche Übersetzung aus:

Ich bemühe mich um Vergebung,
bemühe mich so sehr,
weil mir auffällt, sie erhellt mein Herz
und auch meine Seele.
Aber da bleibt eine Seele, die ich weiterhin kasteie
mit Scham, Beschuldigung und Heuchelei.
Wie schmerzhaft ist der Preis,
den diese kleine Seele bezahlt!
Von Angesicht zu Angesicht und von Herz zu Herz:
Ich glaube, es ist an der Zeit zu sagen:

Refrain: Ich vergebe dir! Du hast dein Bestes getan. Ich vergebe dir. Ich erlöse dich von allen Zwängen. Ich nehme dich an als das vollkommene Kind Gottes, das du bist. Ich vergebe dir, mir.

Warum ist es so viel leichter, anderen zu vergeben?
Müttern, Vätern, Kindern. Allen anderen, außer mir!
Kann ich lernen, mich voll und ganz zu lieben?
Das Gute, das Schlechte, das Coole, das Sonderbare?
Werden all die Teile sich zu einem Ganzen fügen,
sodass ich mit Liebe in dieses Gesicht schauen kann?

Refrain: Ich vergebe dir! Du hast dein Bestes getan. Ich vergebe dir. Ich erlöse dich von allen Zwängen. Ich nehme dich an als das vollkommene Kind Gottes, das du bist. Ich vergebe dir, mir.

Sollte ich zurückfallen in die unverzeihlichen Gewohnheiten
der Vergangenheit, so verspreche ich,
dich klar im Spiegel zu sehen:

Refrain: Ich vergebe dir! Du hast dein Bestes getan. Ich vergebe dir. Ich erlöse dich von allen Zwängen. Ich nehme dich an als das vollkommene Kind Gottes, das du bist. Ich vergebe dir, mir.

(Übersetzung des englischen Liedtextes durch Sabine Wöger)

Hinweis: Das Lied „I forgive you" von Karen Taylor-Good ist unter https://www.youtube.com/watch?v=_zKAasSgDtk abrufbar.

Filmempfehlungen

 Folgende Filme erachte ich für die Auseinandersetzung mit den Themen Gewissen und Schuld für bedeutsam. Filmausschnitte können während der Beratung angesehen und besprochen werden, das Ansehen von Filmen und das Aushändigen von gezielten Reflexionsfragen könnte durch die Klient*innen zwischen den Beratungen erfolgen.

Marc Evans (2006). *Snowcake* (der Geschmack von Schnee). Großbritannien, Kanada.

Alex, soeben aus der Haft entlassen, nimmt in einer Raststätte einen Imbiss ein. Er tötete den Mann, der seinem Sohn das Leben nahm. Die jugendliche fröhliche Vivienne bittet ihn darum, sie im Auto mitzunehmen. Es kommt zu einem Autounfall, bei dem Vivienne ihr Leben verliert. Von Schuldgefühlen geplagt sucht Alex die Mutter des Mädchens, Linda, auf, um ihr von dem Unfall zu berichten. Diese ist Autistin und es hat den Anschein, als könnte sie ihre Gefühle nicht zeigen. Alex beschließt, einige Tage bei ihr zu bleiben.

Beispiele für Reflexionsfragen:

◊ *In welcher Haltung begegnen Vivienne (Lindas Tochter), Maggie (die Nachbarin) und Clyde (der Polizist) Alex, nachdem sie von seiner Straftat erfahren haben?*

◊ *Um welche Art von Schuldgefühl handelt es sich bei Alex?*

◊ *Was hilft Alex, um mit der Schuld, die er begangen hat, und mit dem Schuldgefühl, das ihn quält, zurechtzukommen?*

◊ *Welche Bedeutung hat für Alex das Zur-Ruhe-Kommen an der Seite von Linda?*

◊ *Was trug dazu bei, dass es Alex schließlich möglich war, über das Erlebte zu sprechen?*

◊ *Welche Szene berührt Sie in besonderer Weise und weshalb?*

Gabriele Muccino (2008). *Sieben Leben.* USA.

Seit Tim Thomas aus Unachtsamkeit einen schweren Autounfall verursachte, ist er von Schuldgefühlen geplagt. Bei dem Unfall kamen seine Freundin und sechs weitere Menschen ums Leben. Daraufhin beschließt er, den schweren Fehler wiedergutzumachen, indem er Menschen hilft.

Anregung für die Reflexion:

◊ *Bitte denken Sie darüber nach, wann und wie Sie in Ihrem Leben versucht haben, einen schweren Fehler durch Reue und Handlung wiedergutzumachen.*

Matthias Glasner (2012). *Gnade.* Deutschland, Norwegen.

Als Maria nach einer Doppelschicht im Januar nach Hause fährt, bemerkt sie einen dumpfen Stoß gegen ihr Auto. Sie hält an, um herauszufinden, was geschehen war. In der Dunkelheit kann sie nichts Auffälliges erkennen. Unter der Vermutung, einen Hund angefahren zu haben, fährt sie nach Hause. Sie ist unruhig und bittet ihren Partner Niels, noch einmal an der Unfallstelle nachzusehen. Auch er findet keine Unfallspuren. Einige Tage später erfährt Maria aus der Zeitung, dass die 16-jährige Mette angefahren wurde, dass sie schwer verletzt von der Straße gekrochen, in ein Schneeloch gestürzt und erfroren ist. Augenblicklich ist Maria klar, dass sie das Mädchen angefahren hatte. Nachdem Maria und Niels das Geschehene zunächst verheimlicht hatten, erzählten sie Monate später Mettes Eltern die Wahrheit.

Beispiele für Reflexionsfragen:

◊ *Was hat Maria und Niels schließlich dazu veranlasst, den Eltern von Mette das Geschehene wahrhaftig mitzuteilen?*
◊ *Welche Auswirkungen hat Marias Schuldgeständnis gegenüber Nils? Welche Auswirkungen hat das Schuldgeständnis von Niels und Maria auf Mettes Eltern?*

Stephen Frears (2013). *Philomena* (eine Mutter sucht ihren Sohn). Vereinigtes Königreich.

Die 70-jährige Philomena wurde als Teenagerin im streng katholischen Irland ungewollt schwanger. Zur Strafe kam sie in ein Kloster, in dem sie ihren unehelichen Sohn zur Welt brachte. Man zwang sie zur Freigabe des Kindes für die Adoption. 50 Jahre lang schwieg Philomena – aus Scham. Doch dann ist es ihr möglich, sich einem Journalisten anzuvertrauen und ihn um Unterstützung bei der Suche nach ihrem Kind zu bitten. Die beiden stoßen auf einen unfassbaren Skandal.

Beispiele für Reflexionsfragen:

◊ *Worin liegt der größte seelische und noetische Schmerz in Philomenas Leben?*
◊ *In welchen Filmsequenzen kommt der Intuition eine besondere Bedeutung zu?*
◊ *Welche Bewältigungsweisen wählen die Ordensfrauen im Hinblick auf schuldhaftes Verhalten?*

◊ Wie prägte der kirchliche Begriff der „Sünde" das Leben von Philomena?

◊ Welcher Typ von Schuldgefühlen liegt bei Philomena möglicherweise vor?

◊ Welche Verhaltensweisen ergreift Philomena und welche Haltung nimmt sie ein, um mit dem erfahrenen Unrecht weiterleben zu können?

◊ Welche Bereicherung erfährt das Leben des Journalisten Martin durch die Begegnung mit Philomena?

Atom Egoyan (2015). *Remember.* Kanada, Deutschland.

In einem New Yorker Altersheim lebt der Auschwitz-Überlebende Max Rosenbaum zusammen mit dem an Demenz erkrankten Zev Guttman. Max hat Zev bereits öfter daran erinnert, dass ihre Familien in Auschwitz von dem ehemaligen Blockführer Otto Wallisch ermordet wurden, der jedoch unter dem falschen Namen „Rudy Kurlander" in die USA ausgewandert ist. Max überzeugt Zev davon, den Tod ihrer Familien zu rächen, indem Zev den Blockführer findet und tötet. Nachdem Max die Adressen von vier Männern herausgefunden hat, die zur Beschreibung von Wallisch passen könnten, flüchtet Zev aus dem Altersheim und startet seinen Auftrag. Er kauft sich eine Pistole und sucht einen nach dem anderen auf. Der Film nimmt eine tragische Wende.

Beispiele für Reflexionsfragen:

◊ Max Rosenbaum entwarf einen ausgeklügelten Plan, um Rache an den Mördern seiner Familie zu nehmen. Reflektieren Sie, wie Sie persönlich auf erfahrenes Unrecht reagieen. Wählen Sie hierfür eine konkrete Lebenserfahrung und überlegen Sie, wie Sie mit Rachegefühlen umgehen bzw. wie Sie diese bewältigen sollten.

◊ Wie weit würden Sie sich erlauben zu gehen, um das Bedürfnis nach Vergeltung zu befriedigen? Wo liegen die Grenzen?

Barry Levinson (1996). *Sleepers.* USA.

Vier beste Freunde in den 1960er-Jahren, alle stammen aus überwiegend zerrütteten Familien, beschließen eines Tages, einem Hotdog-Verkäufer einen Streich zu spielen. Doch dieser endet für einen Unbeteiligten beinah tödlich. Trotz ihrer Reue und der Fürsprache eines katholischen Priesters werden die Jugendlichen zu Freiheitsstrafen zwischen 6 und 18 Monaten in einem Heim für jugendliche Straftäter verurteilt, wo sie entsetzliche Gewalt erfahren. Der Film erzählt folgend darüber, wie das Leben der Jugendlichen nach der Entlassung aus dem Gefängnis verläuft.

Beispiele für Reflexionsfragen:

◊ Welche Freiräume zur Bewältigung der schicksalhaften Erfahrung hätten die vier Männer nach der Entlassung aus dem Gefängnis noch ergreifen können?

Ruben Östlund (2014). *Höhere Gewalt.* Schweden.

Tomas und Ebba erleben mit den beiden Kindern ihren Skiurlaub in den französischen Alpen. Als sich eine Schneelawine löst und die Familie in Gefahr gerät, flieht der Familienvater. Während die Naturkatastrophe glimpflich ausging, wurde die Ehe erschüttert.

Beispiele für Reflexionsfragen:

◊ Welche unausgesprochenen und unbewältigten Themen belasten die Ehe von Tomas und Ebba?

◊ Was könnte der Familie helfen, um das Erfahrene sinnstiftend in das künftige Leben zu integrieren?

Literatur

ACADEMIA SUPERIOR (2013). *Das ganz normale Böse und warum wir trotzdem gute Menschen sein können.* 13.05.2013. Abgerufen am 28.12.2020 von https://www.academia-superior.at/das-ganz-normale-boese-und-warum-wir-trotzdem-gute-menschen-sein-koennen.

Alexander, J. (1960). The psychology of bitterness. *International Journal of Psychoanalysis, 41,* S. 514–520.

Arendt, H. (1963). *Eichmann in Jerusalem. Ein Bericht von der Banalität des Bösen.* 17. Auflage. München: Piper.

Arendt, H. (2019). *Über das Böse. Eine Vorlesung zu Fragen der Ethik.* München: Piper.

Asch, S. E. (1955). *Opinions and Social Pressure.* San Francisco: Freema.

Asch, S. E. (1956). Studies of independence and conformity: A minority of one against a unanimous majority. *Psychological Monographs: General and Applied ,70*(9), S. 1–70.

Bassler, M. (2004). Entwicklungspsychologische Hypothesen zur Gewissensbildung. Vortrag. Abgerufen am 28.11.2020 von https://www.researchgate.net/publication/270822434_Entwicklungspsychologische_Hypothesen_zur_Gewissensbildung.

Batthyány, A. & Lukas, E. (2020). *Logotherapie und Existenzanalyse heute. Eine Standortbestimmung.* Innsbruck: Tyrolia.

Bauer, J. (2008). *Prinzip Menschlichkeit. Warum wir von Natur aus kooperieren.* Hamburg: Wilhelm Heyne.

Beißert, H. M. & Hasselhorn, M. (2016). Individual Differences in Moral Development: Does Intelligence Really Affect Children's Moral Reasoning and Moral Emotions? *Frontiers in Psychology, 7,* (S. 1–10).

Bernatzky, G. & Presch, M. (2010). Musik und Gedächtnis. In H. Schloffer, E. Prang & A. Frick-Salzmann (Hrsg.), *Gedächtnistraining. Theoretische und praktische Grundlagen* (S. 106–112). Heidelberg: Springer Medizin.

BibleServer (2016). Entdecke deine Bibel. Abgerufen am 10.02.2021 von https://www.bibleserver.com/EU/1.

BMI Bundesministerium für Digitalisierung und Wirtschaftsstandort (1998). Verordnung des Bundesministers für wirtschaftliche Angelegenheiten über Standes- und Ausübungsregeln für das Gewerbe der Lebens- und Sozialberatung. Abgerufen am 06.02.2020 von https://www.ris.bka.gv.at/GeltendeFassung.wxe?Abfrage=Bundesnormen&Gesetzesnummer=10007997.

BMI Bundesministerium für Digitalisierung und Wirtschaftsstandort (2020). Begriffslexikon. „In dubio pro reo". Abgerufen am 11.02.2021 von https://www.oesterreich.gv.at/lexicon/I/Seite.990051.html.

Bödeker, P. (2018). Yoga-Welten. Abgerufen am 25.02.2021 von https://www.yoga-welten.de/downloads/.

Boshammer, S. (2020). *Die zweite Chance. Warum wir (nicht alles) verzeihen sollten.* Hamburg: Rowohlt.

BR alpha (2017). Viktor Frankl und trotzdem Ja zum Leben sagen. Abgerufen am 17.01.2021 von https://www.youtube.com/watch?v=TFVCS6q5ulo [Dokumentation].

Brown, B. (2017). *Verletzlichkeit macht stark. Wie wir unsere Schutzmechanismen aufgeben und innerlich reich werden.* München: Goldmann.

Buber, M. (2016). *Chassidismus II: Theoretische Schriften, 17.* Werkausgabe. München: Gütersloher Verlagshaus.

CANDLES (o. J.). Candles Holocaust Museum und Education Center. Abgerufen am 04.03.2021 von https://candlesholocaustmuseum.org/eva-kor/meet-eva.html.

Creemers, R. (2015). Planning Outline for the Construction of a Social Credit System (2014–2020). 14.06.2014, Update am 25.04.2015. Abgerufen am 20.01.2020 von https://chinacopyrightandmedia.wordpress.com/2014/06/14/planning-outline-for-the-construction-of-a-social-credit-system-2014-2020/.

Demokrit aus Abdera (o. J.). Fragmente. Fragment 234. Abgerufen am 30.01.2021 von http://www.linke-buecher.de/texte/romane-etc/Demokrit--Fragmente.pdf.

Dietz, W. R. (1993). Søren Kierkegaard: Feriennotizen aus dem Tagebuch des Theologiestudenten, 1835, Pap I A 75. Abgerufen am 08.03.2021 von https://www.blogs.uni-mainz.de/fb01-ev-fakultaet-eng/files/2018/04/SK.doc.pdf.

DIPF (2020). MORAL – Sozio-moralische Entwicklung von Kindern und Jugendlichen. Abgerufen am 14.04.2021 von https://www.dipf.de/de/forschung/aktuelle-projekte/moral-sozio-moralische-entwicklung-von-kindern-und-jugendlichen.

DSG (1999). Bundesgesetz zum Schutz natürlicher Personen bei der Verarbeitung personenbezogener Daten (Datenschutzgesetz – DSG). StF: BGBl. I Nr. 165/1999. Abgerufen am 27.02.2021 von https://www.ris.bka.gv.at/GeltendeFassung.wxe?Abfrage=Bundesnormen&Gesetzesnummer=10011040.

Duden (o. J.). Stichwort Therapie. Abgerufen am 31.12.2020 von https://www.duden.de/rechtschreibung/Therapie.

DWDS (o. J.). Der Deutsche Wortschatz. Scham. Abgerufen am 21.02.2021 von https://www.dwds.de/wb/Scham.

Educalingo (o. J.). Etymologie des Wortes Mäeutik. Abgerufen am 30.01.2021 von https://educalingo.com/de/dic-de/maeutik.

Egg, R. (2003). Zur Rückfälligkeit von Sexualstraftätern. In M. Osterheider (Hrsg.), *Forensik, 2002. Wie sicher kann Prognose sein? Therapie, Prognose und Sicherheit im Maßregelvollzug. 17. Eickelborner Fachtagung* (S. 8–21). Dortmund: PsychoGen.

Egg, R. (2015). Konzepte der Straftäterbehandlung im Wandel der Zeit. *Kriminalpädagogische Praxis, 43*(50), S. 18–29.

EpiG (1950). Epidemiegesetz (EpiG). StF: BGBl. Nr. 186/1950. Abgerufen am 21.02.2021 von https://www.ris.bka.gv.at/GeltendeFassung.wxe?Abfrage=Bundesnormen&Gesetzesnummer=10010265.

EStG (1988). Bundesgesetz vom 7. Juli 1988 über die Besteuerung des Einkommens natürlicher Personen (Einkommensteuergesetz 1988 – EStG 1988). StF: BGBl. Nr. 400/1988. Abgerufen am 27.02.2021 von https://www.ris.bka.gv.at/GeltendeFassung.wxe?Abfrage=Bundesnormen&Gesetzesnummer=10004570.

Frankl, V. & Kreuzer, F. (1986). *Im Anfang war der Sinn. Von der Psychoanalyse zur Logotherapie. Ein Gespräch.* Zürich: Piper.

Frankl, V. E. (1946). *Ärztliche Seelsorge.* Wien: Franz Deuticke.

Frankl, V. E. (1990). *Der Mensch vor der Frage nach dem Sinn.* München: Piper.

Frankl, V. E. (1998). *... Trotzdem Ja zum Leben sagen. Ein Psychologe erlebt das Konzentrationslager.* 1. Auflage. München: Deutscher Taschenbuchverlag.

Frankl, V. E. (2002a). *Was nicht in meinen Büchern steht. Lebenserinnerungen.* München: Beltz.

Frankl, V. E. (2002b). *Logotherapie und Existenzanalyse. Texte aus sechs Jahrzehnten.* Weinheim: Beltz.

Frankl, V. E. (2005). *Der leidende Mensch. Anthropologische Grundlagen der Psychotherapie.* Bern: Huber.

Frankl, V. E. (2006). *Der unbewusste Gott. Psychotherapie und Religion.* München: Deutscher Taschenbuchverlag.

Frankl, V. E. (2009). *Das Leiden am sinnlosen Leben. Psychotherapie für heute.* Wien: Herder.

Frankl, V. E. (2012). *Der Wille zum Sinn.* Bern: Huber.

Frankl, V. E. (2015). *Grundkonzepte der Logotherapie.* Wien: Facultas.

Frankl, V. E. (2017). *Wer ein Warum zu leben hat. Lebenssinn und Resilienz.* Weinheim: Beltz.

Freud, A. (1989). *Das Ich und die Abwehrmechanismen.* Frankfurt am Main: Fischer.

Freud, S. (1935). Die Verbrecher aus Schuldbewußtsein. *Zeitschrift für psychoanalytische Pädagogik, 9*(3), S. 193–194.

Freud, S. (1940 [Niederschrift 1938]): *Abriss der Psychoanalyse. Gesammelte Werke.* Bd. 17, S. 63–138.

Freud, S. (1973). *Darstellungen der Psychoanalyse.* Frankfurt am Main: Fischer.

Fromm, E. (1991). *Wege aus einer kranken Gesellschaft. Eine sozialpsychologische Untersuchung.* München: Deutscher Taschenbuchverlag.

Fromm, E. (2004). *Psychoanalyse und Religion.* München: Deutscher Taschenbuchverlag.

GLE Österreich (o. J.). Gesellschaft für Logotherapie und Existenzanalyse. Abgerufen am 17.01.2021 von https://www.existenzanalyse.at/.

Goethe, J. W. von (2004). *Wilhelm Meisters Lehrjahre.* München: Deutscher Taschenbuchverlag.

Guardini, R. (1931). *Das Gute, das Gewissen und die Sammlung.* Mainz: Matthias-Grünewald.

Hadot, P. (1991). *Philosophie als Lebensform: Geistige Übungen der Antike.* Berlin: Fischer.

Haller, R. (2009). *Das ganz normale Böse.* Salzburg: Ecowin.

Heckmann, G. (1993). *Das sokratische Gespräch. Erfahrungen in philosophischen Hochschulseminaren.* Frankfurt am Main: Dipa.

Hell, D. (2019). *Lob der Scham. Nur wer sich achtet, kann sich schämen.* Freiburg im Breisgau: Herder.

Huxley, A. (2015). *Brave New World Revisited.* London: Vintage Books.

ICD-10 (2019). ICD-10 Version 2019 online. Abgerufen am 02.01.2021 von https://icd.who.int/browse10/2019/en#/.

IONOS SE (2021). Social-Credit-System in China: Bewertungssystem mit weitreichenden Folgen. 12.03.2021. Abgerufen am 21.01.2021 von https://www.ionos.at/digitalguide/online-marketing/web-analyse/wasist-das-social-credit-system/.

Jacoby, M. (1999). *Scham-Angst und Selbstwertgefühl. Ihre Bedeutung in der Psychotherapie.* Zürich: Walter.

Janik, R. (2020). Chinas Kampf gegen das Coronavirus: Europa, sei gewarnt! 20.03.2020. Abgerufen am 25.01.2021 von https://www.addendum.org/coronavirus/china-und-das-coronavirus/.

Kant, I. (1793). Die Religion innerhalb der Grenzen der bloßen Vernunft. Die Metaphysik der Sitten. Abschnitt XII. Ästhetische Vorbegriffe der Empfänglichkeit des Gemüths für Pflichtbegriffe überhaupt. AA VI. Abgerufen am 02.03.2021 von https://korpora.zim.uni-duisburg-essen.de/kant/aa06/Inhalt6.html.

Kant, I. (2013). *Grundlegung der Metaphysik der Sitten. Kommentar von Christoph Horn, Corinna Mieth und Nico Scarano.* Frankfurt am Main: Suhrkamp.

Kengyel, M. (2003). Zeichen und Symbole in der Justiz. Antrittsvorlesung 2003. Abgerufen von https://www.andrassyuni.eu/pubfile/de-118-abh4kengyel.pdf.

Kern, P. (2011). *Die Mörderschwestern.* München [Film].

Kohlberg, L. (1996). *Die Psychologie der Moralentwicklung.* Frankfurt am Main: Suhrkamp.

König, S. (2019). *Schlüsseltexte der Philosophie. Ein philosophisches Lesebuch mit Kommentaren.* Nürnberg: König.

Kor, E. M. (2016). *Die Macht des Vergebens.* Wals: Benevento Publishing.

Koslowski, P. (2004). Der Sinn der menschlichen Freiheit. In F. Hermanni & P. Koslowski (Hrsg.), *Der freie und der unfreie Wille. Philosophische und theologische Perspektiven* (S. 140–148). München: Wilhelm Fink.

Kramar, K. (2021). An Brasiliens Stränden herrscht trotz Corona Partystimmung. 18.01.2021. Abgerufen am 20.01.2021 von https://kurier.at/politik/ausland/an-brasiliens-straenden-herrscht-trotz-corona-partystimmung/401159151.

Krisenchat gemeinnützige UG (2020). In einer Krise? Schreib uns. Wir helfen Dir! Abgerufen am 14.02.2021 von https://krisenchat.de/de.

Kronbichler, M. (2019). Lainzer Mordserie: „Jetzt ist es aus mit der Schwarzwaldklinik." 05.04.2019. Abgerufen am 04.05.2020 von https://www.diepresse.com/5606709/lainzer-mordserie-jetzt-ist-es-aus-mit-der-schwarzwaldklinik.

Kurz, W. (1999). Auf der Suche nach Sinn. In W. Kurz & B. Hadinger, *Sinnvoll leben lernen. Schriftenreihe des Instituts für Logotherapie und Existenzanalyse* (S. 3–42). Tübingen: Lebenskunst.

Längle, A. (2007). Existenzanalyse der Freiheit – Zur lebenspraktischen und psychotherapeutischen Fundierung personaler Freiheit. In E. Bauer (Hrsg.), *Freiheit in philosophischer, neurowissenschaftlicher und psychotherapeutischer Perspektive* (S. 147–182). München: Fink.

Lendvai, P. (2020). Orbán und die Juden. Nach außen „Null Toleranz für Antisemitismus". Nach innen brandgefährliche Rhetorik. Der Standard am 01.12.2020. Abgerufen am 02.01.2021 von https://www.derstandard.at/story/2000122114505/orban-und-die-juden.

Lexikus (o. J.). Zitate von Erich Kästner, deutscher Schriftsteller. Abgerufen am 28.12.2020 von http://www.lexikus.de/bibliothek/Zitate-von-Erich-Kaestner-deutscher-Schriftsteller.

Lukas, E. (1991). *Die magische Frage wozu? Logotherapeutische Antworten auf existentielle Fragen.* Freiburg im Breisgau: Herder.

Lukas, E. (2011). *Der Schlüssel zu einem sinnvollen Leben. Die Höhenpsychologie Viktor E. Frankls.* München: Kösel.

Mahler, R. (20099: *Gewissen und Gewissensbildung in der Psychotherapie. Integrative Modelle in Psychotherapie, Supervision und Beratung.* Wiesbaden: VS Verlag für Sozialwissenschaften.

Martens, E. (2015). *Ich denke, also bin ich. Grundtexte der Philosophie.* München. C. H. Beck.

Mechsner, F. (2003). „Dein Wille geschehe? Wie frei ist unser Wille?" *GEO, 01,* S. 65–84.

Medicus, G. (2014). Der Apfel vom Baum der Erkenntnis und die Vertreibung aus dem Paradies: über die Evolution von Moral. In E. Vykoukal & M. Weiss (Hrsg.), *Weltethos und das Unbewusste* (S. 23–42). Wien: LIT.

Mieth, D. (1991). Gewissen, Verantwortung. In P. Eicher (Hrsg.), *Neues Handbuch theologischer Grundbegriffe* (S. 221–231), Bd. 2, München: Kösel.

Milgram, S. (1963). Behavioral Study of Obedience. *The Journal of Abnormal and Social Psychology, 67*(4), S. 371–378. Abgerufen am 05.12.2020 von https://psycnet.apa.org/record/1964-03472-001.

Milgram, S. (1974). *Obedience to Authority. An Experiment View.* New York: Harper & Row.

Müller, S., Bittlinger, M., Brukamp, K., Christen, M., Friedrich, O., Gruber, M.-C., Leefmann, J., Merkel, G., Nagel, S. K., Stier, M. & Jox, R. J. (2018). Neuroethik – Geschichte, Definition und Gegenstandsbereich eines neuen Wissenschaftsgebiets. *Ethik in der Medizin, 30*(1), S. 91–106.

Nelson, L. (1922). Die sokratische Methode. Göttingen: Öffentliches Leben. Abgerufen am 30.01.2021 von http://www.allerart.de/walkemuehle/sokratische_methode/Die_sokratische_Methode-Leonard_Nelson_1922.pdf.

Netzwerk Kriminalpolitik (2017). Zehn Gebote guter Kriminalpolitik. Abgerufen am 25.01.2021 von https://www.neustart.at/at/_files/pdf/zehn-gebote_guter_kriminalpolitik_jun2017.pdf.

Neustart (o. J.). Kriminalpolitische Positionen. Abgerufen am 26.01.2021 von https://www.neustart.at/at/de/unsere_standpunkte/kriminalpoliti-sche_positionen.php.

Nietzsche, F. (1954). *Werke in drei Bänden.* Band 2. München: Carl Hanser.

Nietzsche, F. (2013). *Die fröhliche Wissenschaft.* Berlin: Holzinger.

Nolte, B. (2019). Eva Mozes Kor stand für Vergebung. Tod einer Auschwitz-Überlebenden. 05.07.2019. Abgerufen am 04.03.2021 von https://www.tagesspiegel.de/kultur/tod-einer-auschwitz-ueberleben-den-eva-mozes-kor-stand-fuer-vergebung/24529470.html.

North, J. (1998). The „Ideal" of Forgiveness, in R. D. Enright & J. North (Hrsg.), *Exploring Forgiveness* (S. 15–34). Madison: The University of Wisconsin Press.

Odehnal, B. (2016): „Orban ist der totale Zyniker." Tagesanzeiger vom 24.12.2016. Abgerufen am 02.01.2021 von https://www.tagesanzei-ger.ch/ausland/europa/orban-ist-der-totale-zyniker/story/10274858.

ORF.at. (2021). Brasilien kämpft mit steigenden CoV-Zahlen. 18.01.2021. Abgerufen am 25.01.2021 von https://orf.at/stories/3197784/.

ORT House (2021). Buchenwaldlied. Abgerufen am 25.01.2021 von https://ho-locaustmusic.ort.org/places/camps/central-europe/buchenwald/bu-chenwaldlied/.

Österreichischer Rundfunk (2021). Falscher Polizist raubte Blinden aus. Abgerufen am 14.04.2021 von https://ooe.orf.at/stories/3089058/.

Österreichisches Staatsarchiv (2018). Dokument 99. André Hellers Manuskript zum Chanson „Leon Wolke". 2002. Abgerufen am 16.02.2021 von https://oe99.staatsarchiv.at/21-jh/leon-wolke/.

Pascal, P. (1997). *Gedanken.* Stuttgart: Reclam.

Peseschkian, N. (2002). *Wenn du willst, was du noch nie gehabt hast, dann tu, was du noch nie getan hast. Geschichten und Lebensweisheiten.* Freiburg im Breisgau: München.

Pilates- und Bewegungszentrum GBR (o. J.). Bewegung, Ausbildung und Shiatsu. Der Mensch im Zentrum. Abgerufen am 06.03.2021 von https://www.pilates-zentrum.at/.

Pilates-Verband Austria (o. J.). Pilates-Verband Austria. Abgerufen am 25.02.2021 von https://www.pilates-verband.at/.

Platon (1919). *Apologie des Sokrates und Kriton (übersetzt von Otto Apelt).* Leipzig: Felix Meiner.

PONS (o. J.). Online-Wörterbuch Deutsch-Latein. Suchbegriff „Kyniker". Abgerufen am 02.01.2021 von https://de.pons.com/%C3%BCberset-zung/deutsch-latein/Kyniker.

PPA (o. J.). Philosophische-Politische Akademie. Leonard Nelson (1882–1927). Abgerufen am 28.01.2021 von https://www.philosophisch-politische-akademie.de/.

Raupach-Strey, G. (2012). Das Paradigma der Sokratischen Methode in der Tradition von Leonard Nelson (1882–1927) und Gustav Heckmann (1898–1996). In D. Krohn, B. Neißer & N. Walter (Hrsg.), *Bd. VI der*

Schriftenreihe Sokratisches Philosophieren – Das sokratische Gespräch. Möglichkeiten in philosophischer und pädagogischer Praxis (S. 36–38). Frankfurt am Main: Dipa.

Rilke, R. M. (1903). Briefe. An Franz Xaver Kappus. Viareggio bei Pisa (Italien), am 23. April 1903. Abgerufen am 05.01.2021 von http://www.rilke.de/briefe/230403.htm.

Schaffer, U. (1987). *Ich wage ... Etwas einsetzen, um Leben zu gewinnen.* Wörthsee bei München: Groh.

Schmid, W. (1998). *Philosophie der Lebenskunst. Eine Grundlegung.* Frankfurt am Main: Suhrkamp.

Schulz von Thun, F. (1999). *Miteinander reden. Das „Innere Team" und situationsgerechte Kommunikation. Kommuniation – Person – Situation.* Reinbek bei Hamburg: Rowolth.

SMG (1997). Bundesgesetz über Suchtgifte, psychotrope Stoffe und Drogenausgangsstoffe (Suchtmittelgesetz – SMG). StF: BGBl. I Nr. 112/1997. Abgerufen am 27.02.2021 von https://www.ris.bka.gv.at/GeltendeFassung.wxe?Abfrage=Bundesnormen&Gesetzesnummer=10011040.

SOS Kinderdörfer weltweit (o. J.). „Ich weiß nichts Besseres, als einem Kind zu helfen". Abgerufen am 14.04.2021 von https://www.sos-kinderdoerfer.de/informieren/ueber-uns/organisation/geschichte/hermann-gmeiner/ich-weiss-nichts-besseres-als-einem-kind-zu-helfen.

Sponsel (2017). Gewissenstypologie und Straftäterbehandlung Sozial- und Psychotherapie von normativ Devianten oder / und „Kriminellen". Manuskript des Vortrages auf der 8. Arbeitstagung der Fachgruppe Rechtspsychologie der Deutschen Gesellschaft fuer Psychologie e. V. in Nürnberg vom 15.-18. September 1999. Abgerufen am 14.04.2021 von https://www.sgipt.org/forpsy/gewtyp0.htm.

Stangl, W. (o. J.). Online Lexikon für Psychologie und Pädagogik. Abgerufen am 30.01.2021 von https://lexikon.stangl.eu/7898/maeutik-maieutik/.

Stavemann, H. H. (2013). Psychotherapeutische sokratische Gesprächsführung. In W. Senf, M. Broda & B. Wilms (Hrsg.), *Techniken der Psychotherapie. Ein methodenübergreifendes Kompendium* (S. 134–138). Stuttgart: Thieme.

Stavemann, H. H. (2014). *Integrative KVT. Die Therapie emotionaler Turbulenzen.* Weinheim: Beltz.

Stavemann, H. H. (2015). *Sokratische Gesprächsführung in Therapie und Beratung.* Weinheim: Beltz.

Steffensky, F. (2007). *Mut zur Endlichkeit. Sterben in einer Gesellschaft der Sieger.* Stuttgart: Radius.

StGB (1975). Strafgesetzbuch (StGB). StF: BGBl. Nr. 60/1974. Abgerufen am 21.02.2021 von https://www.ris.bka.gv.at/GeltendeFassung.wxe?Abfrage=Bundesnormen&Gesetzesnummer=10002296.

Stiftung Deutsche Depressionshilfe (2021). Suizidalität. Abgerufen am 04.04.2021 von https://www.deutsche-depressionshilfe.de/start.

Stirm, P. (2017). Das moralische Denken von Kindern entwickelt sich unabhängig von ihrer Intelligenz. Abgerufen am 14.04.2021 von https://idw-online.de/de/news667342.

Stratenschul, J. (2018). Prozess: Ex-Krankenpfleger gesteht 100 Morde an Patienten. 30.10.2018. Abgerufen am 02.01.2021 von https://www.diepresse.com/5521560/prozess-ex-krankenpfleger-gesteht-100-morde-an-patienten.

StVO (1960). Straßenverkehrsordnung (StVO). Bundesgesetz vom 6. Juli 1960, mit dem Vorschriften über die Straßenpolizei erlassen werden (Straßenverkehrsordnung 1960 – StVO. 1960). StF: BGBl. Nr. 159/1960. Abgerufen am 27.02.2021 von https://www.ris.bka.gv.at/Geltende-Fassung.wxe?Abfrage=Bundesnormen&Gesetzesnummer=10011336.

TUR TUR Theater (o. J.). TUR TUR Theater. Abgerufen am 14.02.2021 von https://tur-tur-theater.com/.

Verein Schloss Hartheim (2021). Lern- und Gedenkort Schloss Hartheim. Abgerufen am 03.03.2021 von http://www.schloss-hartheim.at/index.php.

Verein Schloss Hartheim (o. J.). Tötungsanstalt Hartheim 1940–1944. Abgerufen am 03.03.2021 von http://www.schloss-hartheim.at/index.php/historischer-ort/toetungsanstalt-hartheim-1940-1944.

VIK (o. J.). Viktor Frankl Zentrum Wien. Abgerufen am 28.02.2021 von https://www.viktorfrankl.org/ bzw. https://www.viktorfrankl.org/accreditation_ger.html.

Vu, V. (2020). Fünf vor acht/Umgang mit Corona. Verbohrt und arrogant. Eine Kolumne von Vanessa Vu. 24.11.2020. Abgerufen am 30.01.2021 von https://www.zeit.de/politik/deutschland/2020-11/umgang-corona-arroganz-asien-vietnam-infektionsgeschehen-erfolg.

Weischedel, W. (2014). *Die philosophische Hintertreppe. Die großen Philosophen im Alltag und Denken*. München: Deutscher Taschenbuchverlag.

Wilber, K. (1996). *Eros, Kosmos, Logos. Eine Vision an der Schwelle zum nächsten Jahrtausend*. Frankfurt am Main: Fischer.

Wöger, S. & Wöger, W. (2020). *Kalkutta – Indien. Volontariat in Einrichtungen von Mutter Teresa*. Norderstedt: BoD.

Wöger, S. (2020). *Rituale in Alten- und Pflegeheimen. Gestaltung von Trauer- und Abschiedskultur*. Norderstedt: BoD.

ZDF (2021). Markus Lanz vom 21.01.2021. Abgerufen am 30.01.2021 von https://www.zdf.de/gesellschaft/markus-lanz/markus-lanz-vom-21-januar-2021-100.html.

Zentrum für Achtsamkeit (o. J.). Kostenlose Downloads. Geführte Audio-Meditationsanleitungen von Kirsten Tofahrn. Abgerufen am 25.02.201 von https://zentrum-fuer-achtsamkeit.koeln/gratis-downloads-gefuehrte-meditationen/.

Zerbin-Rüdin, E. (1985). *Vererbung und Umwelt bei der Entstehung psychischer Störungen*. Darmstadt: Wissenschaftliche Buchgesellschaft.

Bücher von Sabine Wöger – Auszug

So spannend ist die Logotherapie

2020, 192 Seiten, Paperback ca. € 19,50, E-Book ca. € 14,99 ISBN 978-3-7519-3820-4

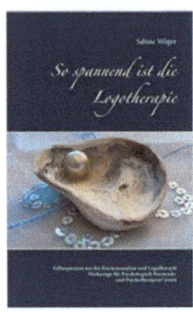

Logotherapie intendiert, menschliche Existenz friedvoll, ethisch reflektiert, wertorientiert und sinnstiftend zu gestalten. Lesende dieses Buches erhalten einen tief gehenden praxisnahen Einblick in das logotherapeutische Wirken. Hierzu werden Sequenzen aus den Feldern psychologische Beratung, Psychotherapie, Einzel- und Gruppensupervision dargelegt. Lassen Sie sich ein auf die Kraft der Logotherapie!

Krisenhilfe

2020, 224 Seiten, Paperback ca. € 19,50, E-Book ca. € 14,99 ISBN 978-3-7519-3431-2

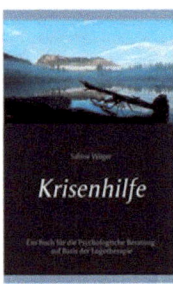

In der Psychologischen Beratung gilt es, einen Rahmen zur Verfügung zu stellen, um den Möglichkeitsraum von Krisen-Betroffenen zu öffnen und zu weiten. Hierbei unterstützt maßgeblich die logotherapeutische Haltung. Diese hat vor allem die Selbstkompetenzen der Betroffenen, die Ressourcen und Entwicklungspotenziale und auch den geistigen Freiraum zur individuellen Beantwortung von schwierigen Lebensfragen im Blick. Krisen machen nicht zwingend weniger, sondern vielfach mehr aus Menschen! Dies wird im Buch ausführlich anhand von Beispielen aus dem logotherapeutischen Praxisfeld beschrieben.

Schöpfen von Handpuppen in der Existenzanalyse und Logotherapie. Ein Buch für kreative Psychotherapeut*innen

2019, 184 Seiten, Paperback ca. € 27,99, E-Book ca. € 14,99 ISBN 978-3-7481-9331-9

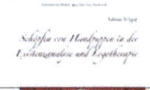
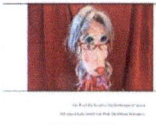

Zu bedauern sind wir dann, wenn wir das Schöpferische in uns verloren haben und wir dem Irrglauben unterliegen, dass Funktionalität und Effektivität, Standardisierung und Perfektionsstreben die Qualitätsgarantie für unser Leben sein könnten! Dieses Buch richtet sich an all jene Psychotherapeut*innen, die einen Therapieprozess durch kreativ-schöpferische Zugänge bereichern wollen. Aus dem Unbewussten werden Ressourcen, die innere Weisheit und zukunftsweisende Erkenntnisse ‚geschöpft', die in Form einer Handpuppe Gestalt bekommen. Der Schöpfungsprozess wird durch eine Selbsterfahrung auf Basis des Menschenbildes der Existenzanalyse und Logotherapie begleitet. Fallsequenzen aus der existenzanalytischen und logotherapeutischen Praxis sowie die Möglichkeit der szenischen Darstellung werden praxisnah beschrieben.

Henry, der kleine Mops

Ein Buch sowohl für Kinder ab 4 Jahre als auch für Erwachsene. Erstellt mit einem Klienten im Rahmen eines logotherapeutischen Projektes.

2019, 36 Seiten, Paperback ca. € 11,99, E-Book ca. € 5,99
ISBN 978-3-7494-7802-6

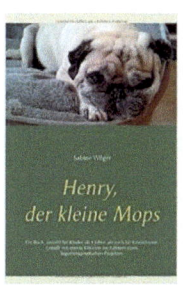

Die Geschichten aus dem Leben von Mops Henry entstanden im Zuge eines logotherapeutischen Projektes und halfen Herrn Fritz, sich von seinen Ängsten nicht mehr alles und zu jeder Zeit gefallen zu lassen, denn: „Wer Ängste hat, so wie ich, soll unbedingt daran denken, wie gut Tiere tun!" (Herr Fritz)